医療改革と経済成長

Reform of medical systems and economic growth

改革論争の常識は誤り!
"日本版医療ニューディール計画"
成功への提言

Yukihiro Matsuyama
松山幸弘 著
キヤノングローバル戦略研究所
主席研究員、経済学博士

日本医療企画

わが友であり恩人であった岡田浩郎氏に捧ぐ

▎序文 ▎

　本書は、先進諸国が経験したことのないスピードの人口減少と未曾有の財政危機並びに近年の政策迷走を見据え、日本経済・社会再生の鍵の一つである医療改革のあるべき方向を論じたものである。筆者は、2002年に『人口半減：日本経済の活路』（東洋経済新報社刊）を出版し、社会保障の財源全体を年金から医療にシフトさせ、医療を経済成長のエンジンに転換する仕組みである日本版IHN（Integrated Healthcare Network：統合ヘルスケアネットワーク）を全国各地に創ることを提言した。続いて2005年の『医療改革と統合ヘルスケアネットワーク』（東洋経済新報社刊）において、米国で急成長しているIHNのガバナンスと経営実務の仕組みを解説すると同時に、IHNの基本型を創ったのは米国より日本が先であること、放漫経営を続ける国・公立病院を兵糧攻めにすれば日本版IHN構築に向かうはずであることを記した。その後の日本は、短期間で首相が交代する不安定な政治情勢に陥ったこともあり、抜本的な医療改革が実行されることなく現行制度が抱えるさまざまな欠陥を放置したままの状態が続いている。しかし、本書で紹介しているように、英国、カナダ、オーストラリアなど医療財源と医療提供体制の両方が公的制度中心である国々においてもIHN構築が政府主導で進められており、米国のみならず医療提供体制のIHN化は世界の潮流になっている。つまり、医療制度が異なっていても質の高い医療を効率的に提供する仕組みのメカニズムには世界共通の部分が多々あるのである。

　そこで、本書の第１章では、日本国民に迫りくる財政危機により医療をはじめとする生活インフラにさらに大きな穴が開くことがもはや不可避であること、そのインパクトを緩和するために日本版

IHN構築が依然として有効であること、わが国における医療改革論議の常識が誤りであることを具体的に示した。続く第2章では、英国、カナダ、オーストラリアが取り組んでいる医療改革を地域医療ネットワーク事業体のガバナンスの視点から解説した。第3章では、オバマ大統領が不退転の決意で成立させた医療改革法の要点を紹介した上で、地域医療ネットワークの経営ノウハウで全米一の評価を得ているIHNセンタラヘルスケアが取り組んでいる経営改革、公立病院のIHN化戦略の具体例、病院・医学部を直接輸出するようになったブランド医療事業体と医療産業集積について記した。第4章では日本版医療ニューディール計画と題して、まず第1節で筆者が処女作『米国の医療経済』（1990年、東洋経済新報社刊）以来の持論としている"公的医療保険にオプション導入"が国民の選択肢として有望であることを直近の保険者実質破綻の事実を踏まえ説明した。この公的医療保険にオプションを導入して国民一人ひとりに選ばせるということは、公的制度の下での格差を受け入れるかどうかを国民に問うことでもある。続く第2節で医療改革を経済成長のエンジンに転換する上で不可欠な日本版IHN創造の方法を示した。本書執筆作業と並行し約8カ月の準備期間を経て、2010年7月13日に医療シンポジウム「医療改革と経済成長」を開催した。講演者は、佐久総合病院副院長西澤延宏氏、社会医療法人財団董仙会理事長神野正博氏、センタラヘルスケア社長ハワード・カーン氏、ニューサウスウェールズ大学教授ジェフリー・ブライスウェイト氏に筆者を加えた5名である。会場には厚生労働省幹部、医療機関経営者、医療政策研究者、医療関連企業、マスコミなど約160名の医療専門家が集まり、活発な質疑応答が行われた。その議論の内容は医療改革の重要論点を網羅しており、非常に含蓄に富んでいる。そこで、第4章の最後に議事録を掲載した。

　民主党が2010年6月に閣議決定した新成長戦略の中で医療分野を経済成長の柱の一つに据えたことから、わが国においても医療ツー

リズム促進など医療サービス面での国際競争への関心が高まっている。しかし、その議論には日本の医療サービスが競争優位にあるという前提に立った慢心が見られる。医療サービスで国際競争に打って出るのであれば、まずライバル医療事業体の実力を知る必要がある。結論から言えば、本書で詳述するとおり、諸外国のブランド医療事業体と伍するだけのマネジメント力をもった医療事業体はわが国には存在しない。これは、医療専門人材、医療設備、医療技術開発等では負けていないものの医療提供体制に時代遅れの欠陥があるためである。その欠陥とは、医療施設の機能分化が未熟な上に個々の医療施設がバラバラに経営され、各地域医療圏で医療ニーズとのミスマッチが発生していることである。これを解決するには、地域医療圏単位で異なる機能を担う医療施設群が垂直統合することでセーフティネット医療事業体⇒日本版IHNを全国各地に創る必要がある。

このIHNという用語は、筆者が2002年から主張し続けたこともあり、わが国の医療関係者の間で定着してきたように思われる。しかし、反論も多く聞かれる。筆者はシンポジウム講師となった際、日本医師会幹部から「IHNを創ることに反対である」と幾度となく言われた。理由は「情報共有すれば自分たちが行っている医療が外部に見られてしまうから」とのことであった。これは、持分有り医療法人経営者として営利目的で医療を行っている立場の者であれば当然の反応である。しかし、筆者はすべての医療機関がIHNに参加することを求めているのではない。地域医療圏でセーフティネット機能の中核を担う医療事業体はIHN化することで臨床面でも経済面でも強くならなければならない、日本版IHNは国・公立病院と社会医療法人（高い公益機能を評価され非課税優遇を受けた民間医療法人）を核に構築すべきと主張しているのである。

このIHN化すなわち垂直統合の本質を理解している医療経営者も増えてきたが、いまだに正確に理解していない人が多い。これに関

して、2008年11月に面白いエピソードがあった。米国の公立病院協会首脳である知人が総務省公立病院担当官、全国自治体病院協議会幹部との医療シンポジウムに招かれパネルディスカッションを行った。知人は、米国では公立病院がサバイバルするため垂直統合によるIHN化を推進していることを説明した。これに対して日本側講師の二人から「垂直統合とは何か」と質問されたので、「先ほどあなた方が説明していた公立病院改革ガイドラインの中の地域医療ネットワークのことである」と回答したところ「無反応で無視された」というのである。これは、日本側講師が自分たちで複数の医療機関による地域医療ネットワークの図を描いておきながら、依然として単独施設経営の発想から抜け切れず、公立病院改革の中心を複数の病院を合併して大きな病院を作ることだと思い込んでいるためと想像される。

　実は、垂直統合によるIHN化の本質は、「機能分化に基づく医療施設のダウンサイジング」なのであり、わが国に蔓延している大病院志向とは正反対なのである。これを理解するためには、技術進歩により情報システムが大型コンピュータからパソコンに急速にダウンサイジングしていった事実を思い出せばよい。医療においても技術進歩により入院期間が短縮され、病院より軽装備の外来施設や在宅で受けることが可能な医療が増え、ダウンサイジングが経営戦略の基本になっているのである。わが国にもダウンサイジングの発想をいち早く取り入れ成功している医療事業体が小規模ながら多数存在する。医療シンポジウムで紹介されたように、佐久総合病院が自らを基幹医療センターと地域医療センターの2つに分割し地域完結型医療提供体制を目指すのもダウンサイジングに他ならない。機能分化に基づき医療施設をダウンサイジングしてサテライト施設を多数最適配置していくことこそが、医療技術進歩が加速する中で医療事業体が成長を続ける正しい戦略なのである。

　全国の国・公立病院の院長の中にも採算向上と成長持続のために

はダウンサイジングがキーワードであることを理解している方々が少数派だが存在する。しかし、国・公立病院関係者の多くは依然として大病院志向のままである。その理由のヒントは、ある公立病院長出身の市長が講演会で発した「自分の市立病院が診療所に格下げされることだけは避けたい」という価値観にある。つまり、長年の診療活動を経て病院長になった医師の多くは、地域医療経営という発想で医療を考えたことがない。そのため、地域住民の医療へのアクセスと採算の向上のためには病院より診療所などのサテライト施設を多数最適配置することの方が重要であることを理解できない。公立病院に勤務する医師たちの最終目標は、「税金で存続が保証されたできるだけ大きな公立病院の院長として一国一城の主になること」なのである。そのため、出身大学が同じであっても県庁所在地にある市立病院と県立病院の仲が悪いという現象が各地で生じている。

　しかしながら、国と地方の財政危機が臨界点に近づきつつある今、同じ医療圏にある国・公立病院が重複した設備投資のために税金を浪費することをこれ以上放置することは許されない。本来であれば、公立病院に関しては県知事がリーダーシップを発揮して地域医療圏単位で経営統合すべきである。また、厚生労働省所管の国立病院、社会保険病院、労災病院についても縦割り行政の壁を取り払い、地域医療圏単位で経営統合、日本版IHNのインフラとすべきである。これができない病院については赤字補てんの財源確保は自己責任とする仕組みに変え、財務省が徹底的に兵糧攻めにすべきである。かつてスウェーデンが財政危機に陥った時、それまで市町村別にバラバラ経営されていた公立病院を県単位で経営統合し見事に再生したと聞く。わが国の場合、上述した国・公立病院の経営統合により地域医療経営ガバナンス改革を早期に断行しない限り、医療崩壊が回復できないレベルまで進行するリスクが高いことを、国民に説明する必要がある。

新成長戦略が掲げている「新たな医療技術の研究開発・実用化促進」により日本の医療関連産業の国際競争力を高めることには全力で取り組まなければならない。そのためには、従来の医療技術研究開発の盲点を突くような発想と実行力が求められる。

　しかし、そのユニークな技術の有効性を実証するためには多数の患者のサンプルを提供してくれるなどして一緒に研究を進めてくれる医療事業体の存在が不可欠である。米国ではその役割をIHNが果たしている。例えば、センタラヘルスケアは、ジョンズ・ホプキンズ大学の医師二人が考案したeICU（集中治療室の患者を遠隔モニターする仕組み）を実証するための臨床フィールドを提供し、その事業化に協力した。センタラヘルスケアがeICUに協力したのは利益目的ではなく、常に新しい技術開発に取り組む医療事業体としてのブランド向上のためである。したがって、新成長戦略の下、わが国の医療関連企業が新しい技術を生み出し国際競争で優位に立つためにも日本版IHN構築が是非とも必要なのである。

　本書を短期間で完成できたのは、ひとえにキヤノングローバル戦略研究所が自由な研究活動の場を与えてくださっている賜物である。ここに改めて福井理事長をはじめキヤノングローバル戦略研究所の皆様方に深謝申し上げたい。また、本書執筆にあたっては医療シンポジウム講師として来日してくださったセンタラヘルスケアのハワード・カーン社長、ニューサウスウェールズ大学のジェフリー・ブライスウェイト教授から貴重な資料を多数頂戴した。お二人の協力により、本書において海外のIHN化の最新事情をより具体的に読者に説明することができたと自負している。

　最後に、本書は筆者の友人であり恩人であった故岡田浩郎氏の名前を永遠に残すためのキルトとして書いたものである。岡田氏に出会ったのは、筆者が生命保険会社駐在員としてニューヨークに勤務していた1982年である。その時、岡田氏はコロンビア大学でMBA取得後ゴールドマンサックスに入社したばかりであった。仕事で数

回お会いし話をしているうちに、岡田氏の奥様が筆者も学生時代に所属していた数学研究会メンバーの千鶴子さんであることが判明した。以来、独身であった筆者はマンハッタンの岡田邸に幾度となくお邪魔しプロ級の腕前の千鶴子夫人の手料理をご馳走いただいた。その後、筆者は1983年に帰国、岡田氏もゴールドマンサックスの日本進出のため日本に戻ってこられた。筆者の仕事は、経営企画⇒九州大学経済学部客員助教授⇒保険会社研究所主任研究員と資産運用部門を離れていったが、この間岡田氏との親密度はむしろ深まっていった。そして1998年に筆者が保険会社を辞める相談をすると、すぐに破格の処遇の米国系証券会社のポストを斡旋してくださった。結局、筆者が『人口半減：日本経済の活路』執筆のため富士通総研入社を選んだためその米国系証券会社には入らなかったが、筆者のために米国本社CEOと直接交渉して採用内定をとってくださった岡田氏には今でも感謝の念で一杯である。

　筆者が政策研究活動を開始してから間もなくして、岡田氏から「松山さんの自宅に近い大網白里町に豪農跡地が売りに出ているので一緒に見に行ってほしい」との電話があった。見に行くと広さ7千坪のトトロの森のような所であり、岡田氏も一目で気に入った。そして、その後は地元でも有名になった岡田邸で開催されるパーティーにしばしば夫婦でお邪魔させていただくなど、平穏無事で楽しい時間が過ぎていった。

　ところが2008年4月1日、千鶴子夫人から電話があり「主人に癌が見つかったので相談に乗ってほしい」との知らせを突然受けた。それから岡田夫妻と筆者の癌と闘う日々が始まった。最初に日本でトップ評価の癌専門病院で検査を受け治療方針を聞いたが、抗癌剤の使い方などわが国の癌医療が世界標準から遅れていることを知り、ニューヨークのメモリアルスローンケタリング癌センターで治療を受けることにした。筆者は6月に米国出張した際、ニューヨークで岡田夫妻を見舞った。そして、マンハッタンの横断歩道を笑顔

で走ってくる岡田氏の姿を見て癌を患っておられることが信じられない気持で一杯になった。

　岡田氏の日米における癌治療を通じて、両国の癌医療の長所と短所が浮き彫りになった。日本では他国で標準的治療となっている抗癌剤が使えないドラッグラグが深刻である。実際、岡田氏の場合も日本で承認されていない抗癌剤の組み合わせで6回投与したところ、癌が一旦消滅した。これをもっと早く行っていれば延命が可能だったのではないかと悔やまれてならない。しかし、米国の医療費は高すぎる。メモリアルスローンケタリング癌センターで受けた外来抗癌剤治療1回の価格は100万円である。同じ治療を日本で自由診療として受けたとしても価格は25万円である。

　米国での抗癌剤治療を終え帰国した岡田氏と何度も電話で話をするうちに、自らの病状を受け入れ千鶴子夫人を思いやる岡田氏の優しさがひしひしと伝わってきた。岡田邸の竹林には美味しい筍がたくさん採れる。2009年5月の連休には岡田氏の友人たちが多数集まり毎年恒例の筍パーティーが催された。体重50kgの大型シュパード犬"金太郎"を引っ張る岡田氏の雄姿が今でも目に浮かぶ。残念ながら岡田氏は2009年8月9日に永眠なさった。筆者の人生の節目節目で助けて下さった岡田氏に感謝しながら本書を記したしだいである。

目 次

序文 ……………………………………………………… 4

第1章 迫りくる危機と医療改革の大局観 ………… 13
第1節 日本国民に迫りくる危機 …………………… 14
第2節 わが国の医療改革を巡る常識の誤り ……… 21

第2章 公的制度を核に地域医療経営 ガバナンス改革を推進する国々 ……………… 37
第1節 公立病院間の競争を促す英国 ……………… 38
第2節 州政府が医療改革を主導するカナダ ……… 53
第3節 経済好調をバックに次なる医療改革に進む オーストラリア ……………………………… 70

第3章 経済成長のエンジンであり続ける 米国の医療産業 ……………………………… 97
第1節 オバマ大統領の医療改革 …………………… 98
第2節 進化を続けるIHNセンタラヘルスケア …… 108
第3節 民間非営利病院IHNに追随する 公立病院IHN ………………………………… 130
第4節 IHNと大学が業務提携し推進する 医療産業集積 ………………………………… 142

第4章 日本版 医療ニューディール計画 ………… 147
第1節 公的医療保険にオプション導入 …………… 148
第2節 日本版IHN創造 ……………………………… 155

追補　医療シンポジウム「医療改革と経済成長」
議事録 ……………………………………………… 168

第1章

迫りくる危機と
医療改革の大局観

第1節 日本国民に迫りくる危機

財政危機が医療を直撃する

　2009年秋に顕在化したギリシア経済危機を契機に日本の財政赤字の深刻さがクローズアップされることとなった。名目GDPに対する一般政府債務残高の割合で測った場合、わが国の構造的財政赤字の危険度はギリシアの比ではなく、将来ハードランディングに陥ることが回避できない状況にあるからである。ちなみに、2010年3月末現在の国の債務残高は883兆円である。これに地方政府の債務残高198兆円（2010年3月末見込み）を加えると合計債務残高は1,081兆円となる。一方、2009年度の名目GDPは、前年度比3.7％マイナスの476兆円まで落ち込んだ。その結果、わが国の一般政府債務残高が名目GDPに占める割合は2010年3月末現在227％と計算される。これに対して、統一通貨ユーロを震撼させているギリシアのそれは130％台である。

　図表1-1は、国際通貨基金（IMF）が2010年4月に発表した先進7カ国（G7）における一般政府債務残高が名目GDPに占める割合の推移を示している。わが国の同割合は1990年時点では67％と健全であり、他国と比較しても遜色なかった。しかし、その後他国が安定している中でわが国だけが突出して上昇悪化を続け、2015年には249％になると予想されているのである。リーマンショック後の経済対策と2010年3月に成立した医療改革により財政赤字拡大が懸念されている米国ですら、2015年時点の同比率は110％に止まる。

　このようにわが国政府が名目GDPの2倍を超える借金漬けにな

図表1-1　G7における一般政府債務が名目GDPに占める割合推移

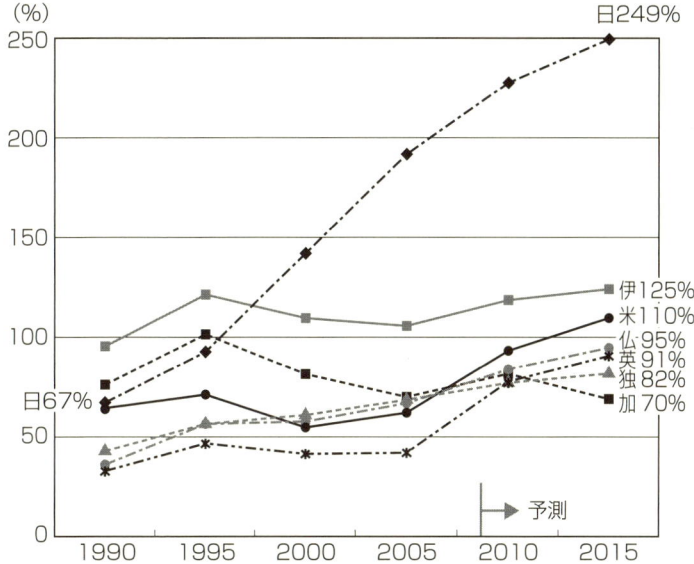

Copyright©The Canon Institute for Global Studies,All Rights Reserved
（注）一般政府債務＝国、地方政府、社会保障基金の債務
（出所）IMF World Economic Outlook Database April 2010より筆者作成
http://www.imf.org/external/data.htm

っているにもかかわらず、リーマンショックとギリシア経済危機に際し安全通貨として円が買われた。その理由として、①わが国の借金は自国民の金融資産によりファイナンスされている（外国投資家の国債保有率が僅かである）、②わが国の対外純資産は2009年末現在266兆円と世界第1位である（第2位中国168兆円、第3位ドイツ119兆円）、③経常収支が黒字である（2009年度の黒字額15兆7,817億円）――が挙げられる。

しかし、少子高齢化と人口減少の下、日本経済の潜在成長率が低下していることから、これらの過去のストック効果がなくなる時期が近づいている。ちなみに、前述の一般政府債務残高1,081兆円は同時

点の家計金融資産残高1,453兆円に接近しており、国民にこれ以上国債を買い続ける余力はなくなってきている。1990年に創設されたスイスの経営開発国際研究所（International Institute for Management Development：略称IMD）は、その第1回世界競争力ランキングで日本を第1位とした。しかし、同ランキングにおける日本の順位は2009年17位⇒2010年27位と急落している。このままでは経常収支の黒字が縮小、赤字転落し対外純資産も減少に転じる日がいずれ訪れることになる。

その際に日本の社会・経済が受ける衝撃をコントロール可能なレベルにまで緩和するためには、今から財政再建を重視した政策スタンスを堅持し続けなければならない。そのため民主党政権は基礎的財政収支を均衡させる時期の再設定を行う腹積もりである。しかし、事はそう簡単ではない。税収に対する財政赤字幅が大きいため基礎的財政収支を均衡させること自体が極めて困難である上に、基礎的財政収支を均衡させるだけでは一般政府債務残高の名目GDP比を引き下げることにならないからである。なぜなら、基礎的財政収支が均衡しても、国債の金利支払いの財源を新規国債発行により調達しなければならない。つまり、同割合引き下げのためには、基礎的財政収支の黒字額が国債金利支払い額より大きくならねばならないのである。

この条件を別の形で示したのが**図表1-2**である。すなわち、「一般政府債務残高の名目GDP比が継続して低下する」ことは、「債務残高を名目GDPで割った値が当年度より次年度の方が小さいという状態が継続する」と同義である。これは、「名目GDP成長率が長期金利より大きい状態が継続する」と言い換えることができる。しかしながら、**図表1-3**のとおり、わが国の場合、逆に名目GDP成長率が長期金利を下回り続けている。

これは、今後国の歳出に占める国債費（償還日を迎えた国債の償還金＋利払い＋事務取扱費）の割合が一層高まり、政策のための財

図表1-2　一般政府債務残高の名目GDP比が継続して低下する条件

「次年度の債務残高のGDP比が当年度より小さい」ことを式で表すと、

$$\frac{債務残高}{名目GDP} > \frac{次年度の債務残高}{次年度の名目GDP}$$

$$\frac{債務残高＋支払金利－次年度基礎的財政収支の黒字}{次年度の名目GDP}$$

$$\frac{債務残高 \times (1＋長期金利) －次年度基礎的財政収支の黒字}{名目GDP \times (1＋名目GDP成長率)}$$

次に両辺に（1＋名目GDP成長率）を掛けると、次の不等式が得られる。

$$\frac{債務残高＋債務残高 \times 名目GDP成長率}{名目GDP}$$

$$> \frac{債務残高＋債務残高 \times 長期金利－次年度基礎的財政収支の黒字}{名目GDP}$$

続いて以下の操作を行うと、

> 両辺から $\frac{債務残高}{名目GDP}$ を控除する
>
> 右辺の $\frac{－次年度基礎的財政収支の黒字}{名目GDP}$ を左辺に移動する
>
> 左辺の $\frac{債務残高 \times 名目GDP成長率}{名目GDP}$ を右辺に移動する

次の不等式が得られる

$$\frac{次年度基礎的財政収支の黒字}{名目GDP} > (長期金利－名目GDP成長率) \times \frac{債務残高}{名目GDP}$$

 常に正の値　　不等式が成立し債務残高の名目ＧＤＰ比が低下するには、この部分がマイナスである必要がある　　常に正の値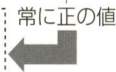

「名目ＧＤＰ成長率が長期金利を上回り続けること」が条件

Copyright © The Canon Institute for Global Studies, All Rights Reserved

（出所）筆者作成

図表1-3　名目GDP成長率は長期金利を下回り続けている

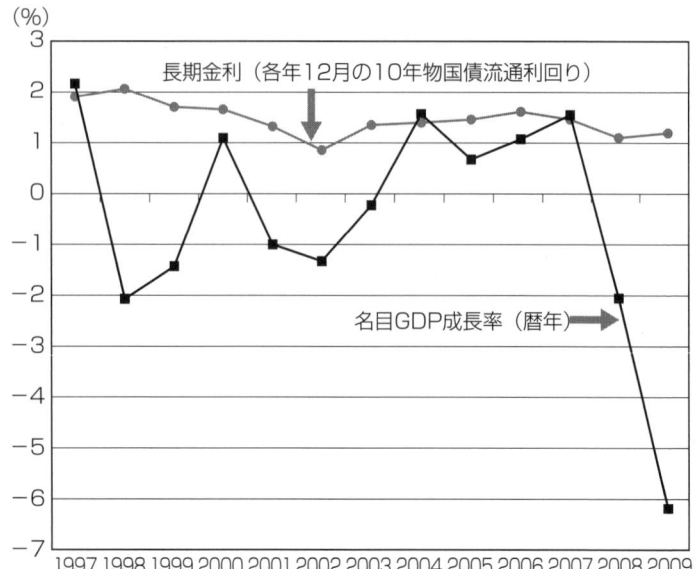

Copyright© The Canon Institute for Global Studies, All Rights Reserved
(出所）日本銀行公表資料より筆者作成

源が枯渇することを示唆している。つまり、今回のユーロ安のように円が売り浴びせられる時期が来るずっと前の段階で、医療に追加投入する財源がなくなるのである。このことは、民主党がマニフェスト実行のための財源獲得に行き詰まっていることから明らかなように、すでに始まっているのである。

現在の制度を前提にした議論の限界

したがって、次期2012年度改定で診療報酬と介護報酬が大幅に引き上げられることに対する期待が高まっているが、税制改革による財政収支改善の道筋が見えない限り全体でプラス改定ですら困難と

予想される。

　一方、わが国の医療改革の議論は相変わらず関係者間の自己利益の主張に終始し、現行制度の欠陥を修復する構造改革につながる話し合いがなされていない。その典型事例が、2010年5月12日に成立した「医療保険制度の安定的運営を図るための国保法等改正法案」の審議で「広く関係者の意見を聴取するとともに、若年者の負担が過大にならないよう、公費負担の充実を求める」という附帯決議が採択されたことである。準備金がマイナスとなり資金繰りのために借金する事態に陥った協会けんぽの財政支援措置に対する健保組合と共済組合による肩代わりの審議は紛糾を極め、唯一合意が得られたのが"公費負担充実"であった。しかし、公費の大部分を負担しているのは現役世代であり、"公費負担充実"が若年者の負担増回避になるという説明は成り立たない。

　つまり、現在の制度を前提に利害調整するという方法自体が機能しなくなっているのである。そして、仮に福祉目的を錦の御旗に消費税率が引き上げられたとしても、医療財源が潤沢になると錯覚してはならない。消費税率引き上げによる税収増を医療財源に充当するのであれば、これまで医療に投入していた財源をその分減らし他の目的に使うという議論が当然起きるからである。また、国の改革全体の観点からもそうすべきである。

　さらに、仮にこのような財源組み換え後に医療財源がプラスとなり公費割合を高めることができたとしたならば、それはわが国の医療保険制度が実質的に総額予算制に近づくことを意味する。換言すれば、医療財源が消費税収入額にリンクするということである。この消費税収入額の増加率は名目GDP成長率にほぼ近似するのであるから、医療財源の伸び率に対して名目GDP成長率というキャップを被せることと同義である。一方、高齢者人口増加と医療技術進歩により、本来必要とされる医療財源の増加率は名目GDP成長率より高くなるはずである。したがって、現在の制度を前提に"公費

負担充実"を主張するだけでは、結果的に名目GDP成長率を超えて追加の医療財源を獲得できないのである。

財源が自己増殖する医療提供体制改革が求められる

　民主党の新成長戦略では医療を経済成長のエンジンにすることが掲げられている。具体的には、介護を含む医療分野で新規雇用280万人創出、外国人患者を日本で治療する医療ツーリズムで外貨獲得、といったことが目標とされている。しかし、本書で詳述するように、有効なガバナンスの仕組みを欠き近代化が遅れている現在の医療提供体制のままでは、医療分野で魅力ある職種を創り出し医療ツーリズムでもライバル国の医療機関に対し優位に立つことはできない。また、国・公立病院の経営リスクを設置者である国・自治体から切り離すこともできない。医療改革を経済成長のエンジンに転換し財政再建にも寄与するためには、セーフティネット機能を担う医療事業体が収益力を高め財源を自己増殖できるような産業構造を構築する必要があるのである。

第2節 わが国の医療改革を巡る常識の誤り

日本の医療提供体制は先進諸国の中で最も営利性が強い

わが国の医療提供体制を他の先進諸国と比較すると、病院数が際立って多い点に気づく。**図表1-4**のとおり、人口が3億人を超え

図表1-4　先進諸国の病院数

	公立病院	民間病院	合計
日本	1,327	7,381 うち持分あり医療法人約5,300	8,708
米国	1,318	4,497 うち営利目的病院 982	5,815
フランス	972	1,800 うち営利目的病院数不明	2,772
ドイツ	587	1,265 うち営利目的病院 526	1,852
英国	1,101	210	1,311
イタリア	735	533	1,268
スウェーデン	73	8	81
カナダ	699	不明（あっても少数）	699
オーストラリア	762	552	1,314

（出所）日本は厚生労働省医療施設動態調査2010年3月末。米国、フランス、ドイツは医療経済研究機構各国医療データ集。英国、イタリア、スウェーデンはMSI Reports Ltd, Hospitals: Europe。カナダはMinistry of Health, Canada Health Act – Annual Report 2008-2009。オーストラリアはAustralian Institute of Health and Welfare, Australian hospital statistics 2007-08。

る米国の5,815病院（100万人あたり19病院）より人口1億2,700万人の日本の方が8,708病院（同69病院）と多い。また、先進諸国の中で、民間病院数が公立病院数より多い国は、日本、米国、フランス、ドイツの4カ国のみである。一方、いずれの国においても民間病院は非営利病院と営利病院に大別される。世界共通の営利性の判断基準は、「利益が最終的に特定の個人に帰属するか否か」である。この基準で見ると、米国の民間病院4,497の大部分はコミュニティが所有しガバナンスを行っている非営利病院であり、営利病院は982にすぎない。ドイツも民間病院1,265のうち営利病院は526である。フランスの民間病院1,800の非営利・営利の構成はデータ入手できなかったが、公立972病院の市場シェアが65％とのことであるので、医療提供体制の中心は営利病院ではなく公立・非営利病院であると言える。

　これに対して日本の場合、病院数合計8,708のうち約5,300病院が持分あり医療法人である。持分あり医療法人の場合、医療法第54条により剰余金配当ができないとしても、当該医療法人の売却もしくは解散によって累積した剰余金を出資者個人が獲得できるため、前述の判断基準によれば営利病院に分類される。つまり、わが国では医療提供体制の議論に際し"医療は非営利"という主張をしばしば耳にするが、事実は先進諸国の中で最も営利性の強い医療提供体制なのである。

連携ではなく統合

　ハーバード大学のマイケル・E・ポーター教授は、エリザベス・オルムステッド・テイスバーグ教授との共著『Redefining Health Care』（邦題：医療戦略の本質、日経BP社刊）において、医療事業体が競争優位に立つためには「病態別統合型診療ユニット（Integrated Practice Unit：略称IPU）」を複数品揃えることが有

効であると説いている。このIPUとは、特定の病態を持つ患者に対する急性期ケアから外来、在宅ケアに至るまでの医学的に統合された医療チームまたは地域医療ネットワークのことである。このように使われる医療資源が類似した主要病態別に医療チームを編成し地域医療ネットワークとして組織化することは、米国以外でも積極的に取り組みが行われている。それは、医療制度が国によりさまざまであっても、最善の医療を提供するためには当該患者の医療チームが一丸となって働くことのできる仕組みが不可欠であることが万国共通だからである。この仕組みのことをEU、カナダ、オーストラリアではクリニカルガバナンス（Clinical Governance）と呼び盛んに研究が行われており、オーストラリアのニューサウスウェールズ大学には臨床ガバンス研究センターが設置されている。米国では非営利民間病院または公立病院が形成している地域医療ネットワークがボトムアップでIPU創りに取り組んでいるのに対し、EU、カナダ、オーストラリアでは国・州政府によるトップダウンでIPUを構築しようとしている。

　筆者は、わが国の厚生労働省が提唱している脳卒中、がん、救急医療、周産期医療等の地域医療ネットワークもIPUに類似した概念であると考えている。しかし、わが国における主要疾病別地域医療ネットワーク構築の進捗度は、他の先進諸国と比べると遅々として進んでいないと言わざるを得ない。その最大の原因は、ネットワーク構築時のキーワードが"連携"にとどまり"統合（Integration）"ではないからである。これは、わが国の医療関係者が「医療の質向上とコスト節約に努力した医療機関にその経済的ベネフィットが100％還元されない」という"医療市場特有の矛盾"を理解していないことの証でもある。

　医療以外の産業、例えば自動車産業の場合、自動車会社がより良い車をより安く提供すればライバルに対し優位に立ち、その経済ベネフィットを自ら100％享受することができる。しかし、医療市場

では単純にそのようにはならない。というのも、医療機関が重複検査や過剰診療の発生防止に努力し医療費節約に成功したとしても医療機関側の収入が減少し利益を得るのは保険者である。また、急性期病院が入院日数短縮に努力し患者を早く退院させることは収益源を他の医療機関に渡すことにつながるからである。このように医療市場の場合、一人の患者に医療を提供するために本来利害が対立しているさまざまな事業体が関与している。そして、連携が機能するのは参加事業体間の利害が一致した時のみであり、利害対立が起きた途端に意思決定ができずに連携が解消される。

この連携の脆弱性を解決するためには、個別ベースで見た場合に利害が対立している事業体同士を統合することが最も有効である。1つの事業体になれば部門間の利害対立が調整できない場合であっても全体の利益の観点から経営意思決定が必ずなされるからである。

医療では市場原理賛成派も市場原理反対派も共に誤り

この点を明確に理解する理論を提供したのが2009年ノーベル経済学賞を受賞したオリバー・E・ウイリアムソンである。すなわち、一つの事業体が市場に財・サービスを提供する場合、その事業体の組織のあり方はさまざまである。ある事業体は部品製造、製品組立、販売に至るまですべてを包含した組織を選択しているのに対して、別の事業体は多くの部門を契約によりアウトソーシングする組織を選択している、ということを観察できる。ウイリアムソンは、各事業体が組織構造を選択する時の判断基準として取引コスト（Transaction Cost）という概念が有効であることを示した。

アウトソーシングを選択した事業体は、その契約先との関係が悪化し契約が解約されるリスクを常に抱えている。もし、解約されて

も即座に代わりとなる相手を見つけることができる（⇒取引コストがゼロ）のであれば問題ない。しかし、すぐに別の契約先を見つけることが困難（⇒取引コストが高い）な場合には、事業継続が困難になるので大問題である。この取引コストの大小は産業によっても異なっている。そして、ウイリアムソンは医療産業の取引コストは高いと指摘している。つまり、一人の患者を治療し社会復帰させるまでに必要な異なる機能を担う医療事業体群を契約により一つのチームにして維持することは、利害対立が発生し解約に至った場合のコストが大きいので、効率的組織とは言えないのである。このように元々利害が対立する要素を抱えた医療事業体が契約によりグループを形成しても、患者情報の共有や医療の標準化はなかなか進まない。そこでウイリアムソンは、地域医療ネットワークの組織構造としては"契約に基づく連携"よりも"統合"を推奨しているのである。

　ウイリアムソンの理論でさらに重要なことは、市場原理に基づく競争が行われるのは統合された組織構造を持つ事業体間だという点である。わが国では小泉政権時代に、株式会社病院参入による市場競争促進を主張する経済財政諮問会議とそれに反対する厚生労働省、日本医師会との間で不毛と思われる論争が続けられた。医療提供体制の効率化のためには、前述した病態別統合型診療ユニットに類似した仕組みを核にした地域医療ネットワークを構築することが最重要なのであって、株式会社病院の有無は根源的問題ではない。そして、わが国の医療提供体制全体を効率化するためには、異なる機能を担う医療事業体を垂直統合することによって形成した地域医療ネットワークの間で市場原理に基づく競争を促す政策こそが求められる。つまり、医療の競争は地域間競争なのである。

診療報酬は全体的には低すぎることはない

　医療崩壊の最大の原因が小泉政権時代（2001年4月～2006年9月）に始まった診療報酬マイナス改定にあると多くの人々が主張している。実際、診療報酬全体の改定率の推移は、2002年▲2.7％（うち薬価等を除く診療報酬本体の改定率▲1.3％）、2004年▲1.0％（同±0％）、2006年▲3.16％（同▲1.36％）、2008年▲0.82％（同＋0.38％）とマイナスが続いた。そして、厚生労働省が2009年6月に実施した第17回医療経済実態調査によれば、一般病院1施設あたり収入（医業収益＋介護収益＋その他の医業・介護関連収益）は2,924百万円、総損益差額▲28百万円、利益率▲1.0％であった。

　しかし、病院が赤字になり医師・看護師不足から医療崩壊への流れが加速している原因が診療報酬マイナス改定にあるのではない⇒日本の診療報酬は全体では低すぎることはない、ということを示すデータが明らかになった。

　図表1-5は、筆者が情報公開制度に基づき入手した社会医療法人50の売上高と経常利益率の分布である。周知のとおり社会医療法人は、国・公立病院が赤字の原因と訴えている救急、災害、小児、周産期、へき地といった公益性の高い医療のうちいずれかを担っている医療事業体である。2010年4月に診療報酬が10年ぶりにプラス改定される直前にもかかわらず、50法人のうち2009年度の経常利益率が4％を超えたところが22（うち10％超が7法人）ある。この4％という利益水準は、米国のIHNセンタラヘルスケアによれば非営利医療事業体が成長を続けるために必要な適正利益率である。そして、これらの模範的経営を実践している社会医療法人の共通点は、単独施設経営ではなく、自らの得意診療科を核に医療サービスの品揃えを幅広く行い患者囲い込みに成功していることである。このことは、「地域住民が必要とする医療サービスを可能な限り品揃えし医療ニーズ全体の変化に合わせて医療経営資源の配分変更を行えば

図表1-5　医療費抑制政策の下で健闘する社会医療法人

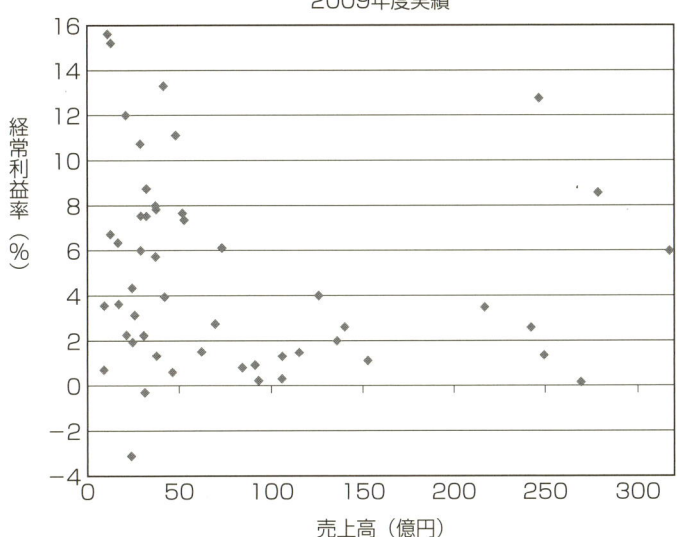

(出所) 2010年9月1日現在109ある社会医療法人のうち2009年度データを筆者が10月8日までに入手できた50法人について掲載

黒字になる」ことを示唆している。

　医療崩壊の最大の原因が診療報酬マイナス改定にあるとの主張を反証するもう一つのデータがある。**図表1-6**は、厚生労働省が作成した2007年度医療費マップに基づき各都道府県の一人あたり実績医療費と地域差指数（年齢構成の差が医療費に与える影響を控除し医療消費レベルを比較可能とする指数）をプロットしたものである。これによると、わが国で最も医療消費が低い県は千葉県であり、その一人あたり実績医療費は年間33.2万円であった。**図表1-7**は、その千葉県内を市町村別に見たものである。注目すべき点は、第一に同じ県内であっても一人あたり実績医療費と地域差指数に大きな格差があることである。第二に千葉県の医療消費が全国一低い

図表1-6　医療費マップの都道府県別データ

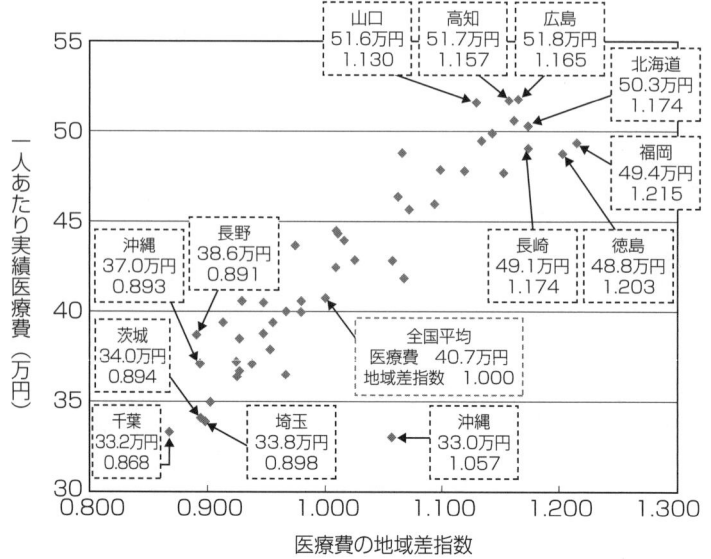

Copyright© The Canon Institute for Global Studies, All Rights Reserved
（出所）厚生労働省が作成した2007年度医療費マップより筆者作成

ことに貢献しているのは旭市を中心にした東総医療圏（外房の北部一帯）だという点である。そして、この東総医療圏で中核病院機能を果たしているのが国保旭中央病院である。同病院は人口密度の低い田園地帯にありながら1953年の設立以来、黒字経営を続けている自治体病院であり、症例数も多く研修医マッチングに際しても定員の5倍を超える若い医師たちが毎年応募してきている。つまり、全国一医療消費が低い医療圏でも黒字経営が実現できている自治体病院が存在するのである。

図表1-7　医療費マップの千葉県内市町村別データ

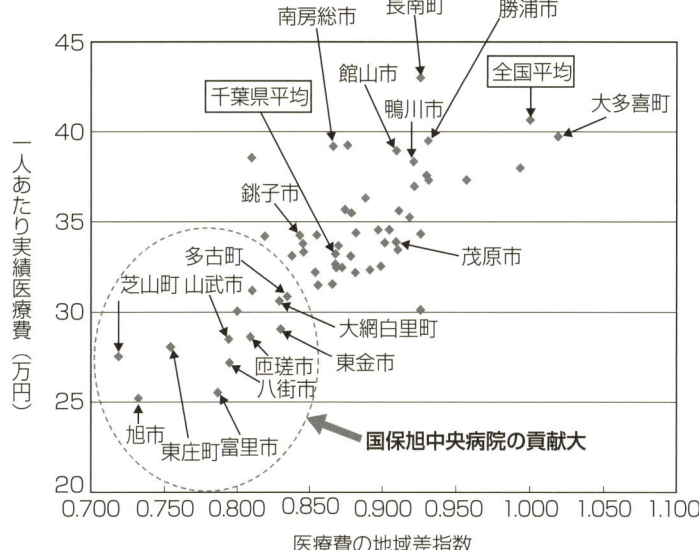

Copyright© The Canon Institute for Global Studies, All Rights Reserved
(出所) 図表1-6に同じ

医師と対決する保険者機能強化は的外れ

　医療費抑制のため保険者機能強化が主張されているが、わが国の場合、医師の診療内容をチェックすることに重点を置いた議論が多いように思われる。しかし、保険者機能の本質は、医療評価情報集積による医療の費用対効果と質の向上にあるはずである。そして、医療評価情報を作成、インプットするのは臨床現場の医師たちである。したがって、保険者が医師と対決する仕組みの下では医療評価情報の集積が進むとは思われない。保険者機能強化の主目的は、診療内容チェックではなく医療評価情報集積の成果を医師たちにフィードバックすることにあるべきである。

ちなみに、医療評価情報活用が世界で最も進んでいるとの評判を得ている医療事業体として米国カリフォルニア州オークランド市に本部を置くカイザーパーマネンテ（Kaiser Permanente：以下カイザーと略す。https://www.kaiserpermanente.org/）がある。カイザーは、保険者と医療機関が経営統合し完全一体となった医療事業体である。2008年12月期データによれば、収入403億ドル、保険加入者数860万人、急性期病院数35、サテライト施設数431、直接雇用医師数1万4,600名、職員数16万7,300名と事業規模は巨大である。その事業構造の特徴の詳細は、河野圭子氏との共著『医療改革と統合ヘルスケアネットワーク』（2005年11月、東洋経済新報社刊）に譲るとして、保険者機能との関連でカイザーの最大の特徴は「レセプトがない」という点である。これは、カイザーでは保険部門が保険料収入の約95％を医療提供部門に予算配分した上で診療内容については医療提供部門に一任するという考え方に立っていることによる。この信頼関係が可能なのは、保険部門と医療提供部門が経営統合され経済的に運命共同体だからである。これは、医療財源確保と医療提供体制が共に公的制度であるオーストラリアにおいて公立病院がレセプト作成を行わないことと類似している。オーストラリアでは公立病院の医師が医療評価情報集積に協力するのは本業そのものとのことである。しかし、わが国の場合、税金で多額の支援を受けている国・公立病院の間でさえ情報共有がなされていない。

医療IT投資コストは医療費節約効果だけでは回収できない

わが国では医療IT投資促進の理由として医療費節約効果が強調される傾向が強い。しかし、諸外国では「医療IT投資コストは医療費節約効果だけでは回収できない」が常識となっている。医療IT投資は、導入時の初期コストが大きい上にメインテナンス費用

図表1-8 病院入院費用が医療費（介護費も含む）に占める割合推移

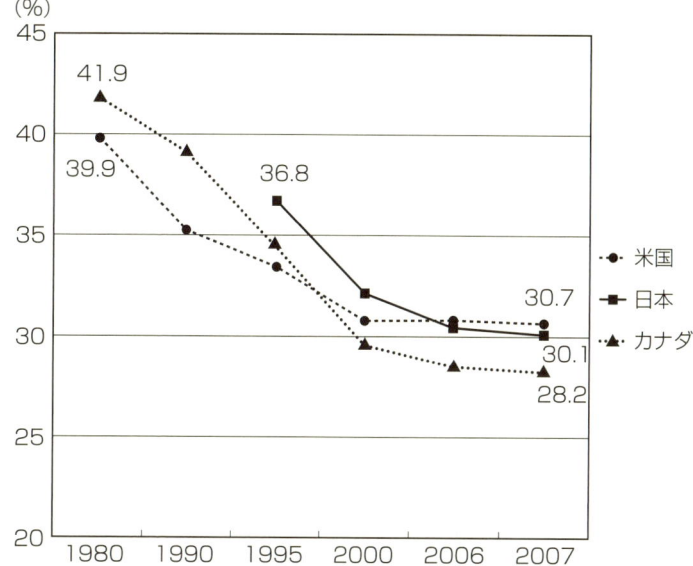

Copyright© The Canon Institute for Global Studies, All Rights Reserved
（注）日本は「病院入院費用÷（国民医療費＋介護費用）」で計算
（出所）筆者作成

も小さくない。そのため、重複検査回避、医療ミスを原因とする追加医療費発生の防止などを通じた医療費節約効果では医療IT投資コストすべてを回収することはできないのである。では、なぜ諸外国で医療IT投資が積極的に行われているのであろうか。この点を第3章で紹介する米国のIHNセンタラヘルスケアに確認したところ、明確な回答が返ってきた。それは「患者囲い込みによる増収」と「医療の質向上」である。

図表1-8のとおり、病院入院費用が医療費全体に占める割合は、米国、カナダ、日本のいずれの国においても30％前後にまで低下している。その背景には、抗癌剤に代表される新薬開発、日帰り手術

図表1-9　IHN化（継ぎ目のないケアの提供）の概念図

IHN=Integrated Healthcare Network

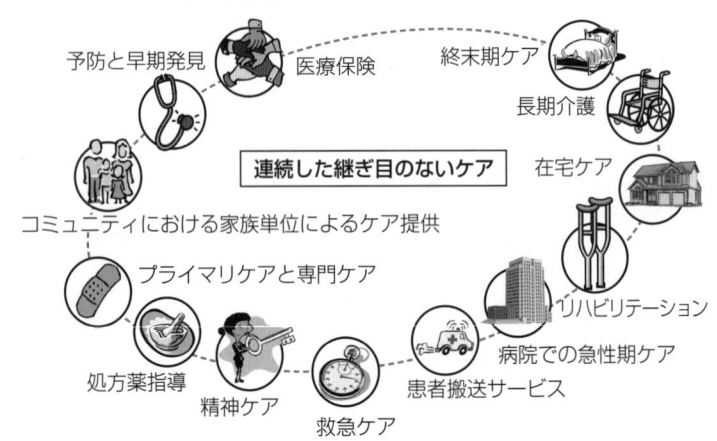

Copyright© The Canon Institute for Global Studies, All Rights Reserved
（出所）Sentara Healthcare提供資料より筆者作成

の普及といった医療技術の進歩により患者が病院から外来、在宅ケアにシフトしたという構造変化がある。このことは、医療事業体が入院サービスに特化した経営では成長力が低下することを意味する。そこで、**図表1-9**のように、病院での急性期ケアのみでなく、予防、リハビリ、介護、在宅など地域住民が必要とするケアを継ぎ目なく提供するIHNを目指す戦略に発想を転換したのである。

このようにすべてのケアを品揃えし患者のニーズの変化に合わせて継ぎ目なく提供するためには、当該患者が医療事業体のどの施設に行ってもケア担当者が患者情報を見ることができるようにする必要がある。つまり、患者を囲い込み競争相手より優位に立つためには医療IT投資が不可欠になったのである。ここで、医療提供体制が公立病院（または公立医療施設グループで形成する医療公営企業）中心である英国、オーストラリア、カナダ等では「患者囲い込み競争は必要ないのではないか？　したがって、患者囲い込みとい

う発想で医療IT投資は行われないのではないか？」という疑問が湧く。もっともな疑問だが、これらの国々では公立病院や医療公営企業の間で経営力競争を促すことにより医療提供体制全体の効率化を図っている。また、公立病院や医療公営企業のライバルとなる民間病院も存在する。そして、国民は医療提供者が公か民に関係なく必要なケアを継ぎ目なく提供してくれることを求めている。だから、医療提供体制のあり方に関係なく医療IT投資は不可欠なのである。

そして、医療IT投資の最重要目的は医療の質向上にある。換言すれば、医療ITを使い医療評価情報の集積をすることにより、医師、看護師など医療スタッフの仕事の環境を改善、合わせて医療の安全を高めることである。医療ITは、技術進歩が著しい医療においてグローバルスタンダードを維持するための重要なインフラなのである。

"医療産業集積＝医療施設・企業の集中立地"ではない

医療分野の技術革新は21世紀に入り、ますます加速している。しかも、先進諸国では医療セクターが一国の経済全体（GDP）に占める割合は第1位か第2位である。したがって、わが国を含め先進諸国では医療分野が新規雇用の源泉であり、すでに経済成長のエンジンになっていると言える。その象徴として医療産業集積という概念がある。医療産業集積とは、一つの地域に医療機関、研究機関、医療関連企業、大学等が立地し、そこに世界中から医師、研究者、患者が集まる現象が起き地域全体がブランド化している状況を指している。

第3章第4節で述べるとおり、近年世界で最も成長著しい医療産業集積は米国ペンシルバニア州ピッツバーグである。ピッツバーグが意図的に医療産業集積構築を開始したのは1980年代前半である。

そのピッツバーグが医療産業集積の老舗ブランドであるマサチューセッツ州（中核事業体はハーバード大学とその業務提携先IHN）やミネソタ州（同メイヨークリニック）に約25年間で追いついたことの原動力になったのが、ペンシルバニア州西部に400以上の医療施設拠点を有するIHNであるUPMC（University of Pittsburgh Medical Center）である。このUPMCが地域住民と海外患者に医療サービスを提供し海外の医療機関経営でも利益を得ることで、ピッツバーグという医療産業集積の財源が自己増殖することが可能になっている。そして、医療施設、研究機関、企業は1カ所に固まるのではなくピッツバーグ全体に分散立地している。

一方、わが国には「医療産業集積とは国からの補助金で医療関連研究機関、企業を誘致し1カ所に集めることだ」と誤解している人が多い。実際、そのような地域が散見される。しかし、いずれの"自称"医療産業集積でも患者、医師、研究者が世界中から集まるという現象が起きていない。これらの地域では医療産業集積が成長するために必要な財源を自力で確保する能力がないのであり、国からの補助金が細れば霧散する。つまり、医療産業集積構築のための第一条件は、規模の大きな医療サービス事業体の存在である。換言すれば、世界中から患者、医師、研究者が集まる"臨床の求心力"が医療産業集積ブランドの決定要因なのである。

世界はすでに"医療ツーリズム"から"病院・医学部直接輸出"の時代へ

民主党が2010年6月に公表した新成長戦略では医療ツーリズムによる外貨獲得が目標の一つになっている。医療ツーリズムにより海外から富裕層患者を呼び込み医療の追加財源獲得を目指す方向は正しいし、この目標を短期間で達成する戦略が求められる。そのためには、まずライバルがどのような事業体であり、彼らの戦略が何な

のかを知る必要がある。

　長年多くの海外患者を受け入れてきたのは米国の世界ブランド医療機関である。その代表例が、ハーバード大学の業務提携先であるマサチューセッツ総合病院とベスイスラエル病院、ミネソタ州のメイヨークリニック、心血管医療で著名なクリーブランドクリニック、コーネル大学とコロンビア大学の合弁事業であるニューヨーク・プレスビタリアン病院、テキサス大学が誇る癌専門病院MDアンダーソン、前述のUPMCなどである。これらの世界ブランド医療機関とその関連大学は1990年代後半以降本拠地以外の州や海外に進出する戦略を積極的に推し進めている。

　なかでも最も注目されるのが、中東カタール政府の依頼を受け首都ドーハにメディカルスクールを設立したコーネル大学である。このメディカルスクールはコーネル大学の分校であり、卒業生は米国医師免許を取得できる。コーネル大学は、カタール政府が建設した病院の経営も任せられている。コーネル大学に追随して中東に進出したのがハーバード大学である。ハーバード大学は、ドバイの国際医療都市ドバイ・ヘルスケア・シティ（Dubai Healthcare City）の運営を受託している。クリーブランドクリニックもカナダとアブダビで病院経営を始めた。MDアンダーソンは、国内ではニューメキシコ州とアリゾナ州、海外ではトルコに進出している。このように米国の世界ブランド医療機関は、海外患者を受け入れるに止まらず、病院と医学部そのものを輸出し相手国の医療提供体制・人材創りに直接関与するようになっているのである。

　一方、最近わが国で医療ツーリズムが注目され始めた理由として、中南米やアジアの国々の中に欧米の富裕層患者獲得を目的とした病院が建設されビジネスとして成功しているという事実がある。**図表1-10**は、医療ツーリズムを事業の柱にしているアジアの代表的な病院グループの概要である。その売上高から見る事業規模は未だそれほど大きくない。しかし、医療ツーリズムの競争相手として

図表1-10　医療ツーリズムで成功しているアジアの病院グループ

企業名 （本社所在地国）	売上高 <純利益率>	特徴その他
フォルティス ヘルスケア： Fortis Healthcare （インド）	94億ルピー （174億円） <7.4%>	自らを"統合ヘルスケアシステム"と称し、インド国内各地に地域医療ネットワークを構築。次なる成長戦略として海外進出にも積極的に取り組んでいる。
アポロホスピタルズ： Apollo Hospitals （インド）	183億ルピー （340億円） <8.3%>	インド国内と海外で運営する病院数が50を超える。受け入れ患者は55カ国、1,600万人。
パークウェイヘルス： Parkway Health （シンガポール）	9.8億Sドル （625億円） <12.0%>	中国をはじめとするアジア諸国のみでなくロシア、ウクライナ、サウジアラビア、アラブ首長国連邦にも直接進出。16病院を経営。
バムルンラードインターナショナル： Bumrungrad International （タイ）	93億バーツ （266億円） <13.3%>	東南アジア最大級の病院（554床＋30専門センター）を経営。海外患者受入れは190カ国、年間約40万人。業務上言語は英語。

（注）Fortis HealthcareとApollo Hospitalsは2010年3月期、Parkway HealthとBumrungrad Internationalは2009年12月期
（出所）各社ホームページ公表財務諸表等より筆者作成

わが国の医療機関と比較した場合、医師の多くが欧米留学組で医療レベルが欧米の病院と遜色ないというブランドをすでに確立している、業務上言語が英語であり患者の本国主治医との情報交換に支障がない、本部所在地以外の国々で病院経営を行うノウハウを有している、という点でわが国の医療事業体よりも優位に立っていると言える。換言すれば、対象国に直接進出するだけの経営力がなければアジアの医療ツーリズム市場で覇者になることはできないのである。例えば、中国の富裕層をターゲットにするのであれば、中国にサテライト施設を建設し日本での治療の前後に必要な医療サービスを行うぐらいのことは必須要件なのである。

第2章

公的制度を核に地域医療経営ガバナンス改革を推進する国々

第1節 公立病院間の競争を促す英国

ブレア政権の医療費増加政策の成果

英国は、後述するカナダ、オーストラリアなどと同様に医療財源確保と医療提供体制が共に公的制度中心の国である。**図表2-1**のとおり、2008年における医療財源の82.6％が政府であり、医療費増加は国の歳出増に直結する。そのため、サッチャー、メージャーと18年間続いた保守党政権下では医療費抑制策がとられた。その結果、1997年時点で医療費が名目GDPに占める割合は6.6％とわが国の5.7％に次いで先進諸国中最低レベルにとどまり、患者待機期間の長期化に象徴される医療崩壊を招いた。そこで、1997年5月に誕

図表2-1 英国の医療費

			1997	2007	2008
医療費（億ポンド）			551	1,180	1,254
対名目GDP比（％）			6.6	8.4	8.7
財源	金額（億ポンド）	政府	443	967	1,036
		民間	108	213	218
	構成比（％）	政府	80.4	82	82.6
		民間	19.6	18	17.4
支出	公民別金額（億ポンド）	公立サービス	443	967	1,036
		民間サービス	108	213	218
	使途別金額（億ポンド）	経常費用	523	1,125	1,189
		設備投資	28	55	65

（出所）Office for National Statistics, 2009, UK Centre for the Measurement of Government Activity, Expenditure on Healthcare in the UK.

生した労働党ブレア政権が医療費増加政策を打ち出したことは、周知のとおりである。1997年〜2008年の11年間における医療費平均増加率は7.8％であり、医療費が名目GDPに占める割合も8.7％にまで高まった。この間、地域医療経営のガバナンスについても改革が進められた。

英国は、イングランド、スコットランド、ウェールズ、北アイルランドから構成されており、その医療行政もこの４地方に区分され運営されている。このうちイングランドの人口は5,145万人（2008年６月現在）と総人口6,138万人の84％を占める。したがって、英国の医療制度を知るためには、イングランドで実施されている国民保健サービス（National Health Service：以下NHSと略す）の仕組みを理解することが重要である。

NHSの仕組み

図表2-2は、イングランドにおけるNHSの仕組みの全体像を示している。まず、イングランドの医療行政を広域医療圏単位（平均人口514万人）で担う政府機関として戦略保健局（Strategic Health Authority：以下SHAと略す）が10設置されている。SHAは、自らが医療サービスを提供するのではなく、担当地域において医療行政上のリーダーシップとサポートの役割を担っている。そして、各SHAの広域医療圏はさらに地区割り（平均人口34万人）され、プライマリーケアトラスト（Primary Care Trust：以下PCトラストと略す）と呼ばれる医療行政機関が152設置されている。その主な機能は次の３つである。

◆医療提供者を一次医療提供者と二次医療提供者に区分した上で医療提供を委託し診療報酬を支払う。なお、PCトラストは自ら病院外医療サービスを幅広く直接提供しているが、委託機能と医療サービス提供機能を明確に分離することを求められている。

図表2-2　イングランド地域におけるNHSの仕組み

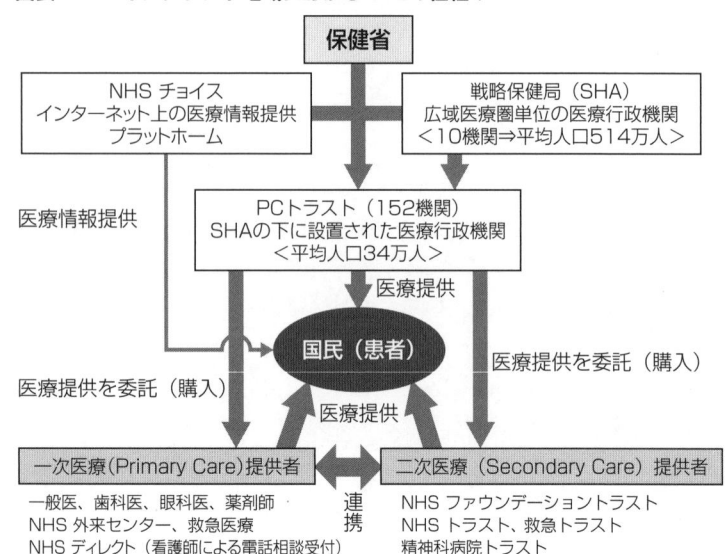

```
                          保健省
        ┌─────────────────┼─────────────────┐
   NHS チョイス            │         戦略保健局 (SHA)
   インターネット上の医療情報提供        広域医療圏単位の医療行政機関
   プラットホーム                  <10機関⇒平均人口514万人>
        │                 │
   医療情報提供      PCトラスト (152機関)
              SHAの下に設置された医療行政機関
                  <平均人口34万人>
                        │
                     医療提供
                        ↓
                   国民（患者）
   医療提供を委託（購入）  医療提供  医療提供を委託（購入）
        ↓            ↑↓            ↓
   一次医療(Primary Care)提供者  ⇔  二次医療(Secondary Care)提供者
                          連携
   一般医、歯科医、眼科医、薬剤師      NHS ファウンデーショントラスト
   NHS 外来センター、救急医療       NHS トラスト、救急トラスト
   NHS ディレクト（看護師による電話相談受付）  精神科病院トラスト
                          ケアトラスト（医療と社会的ケアを提供）
```

Copyright© The Canon Institute for Global Studies, All Rights Reserved
(出所) NHS資料より筆者作成

◆地域住民の健康を向上させる。そのために、地方当局と協力して医療サービス提供の格差を是正することや緊急時医療の計画策定に取り組んでいる。

◆スタッフの能力向上、建物、医療機器、ITなどに資本投資を行う。すなわち、PCトラストは、担当医療圏内における医療財源配分、投資のあり方について大きな権限を有している。

なお、イングランドのNHSと類似の機能を果たす組織として、スコットランドではコミュニティヘルスパートナーシップ、ウェールズでは地方医療理事会、北アイルランドではローカルコミッショニンググループと呼ばれる仕組みがある。

PCトラストに対する予算配分方法

152のPCトラストに対する予算配分は、保健省が直接決定しており、その配分合計額はNHSの予算全体の80％を超える。英国の医療政策の最重要目標は、医療へのアクセスを公平にして健康格差をなくすことに置かれている。医療財源配分上最初に考慮すべき要素は人口である。しかし、その地域が必要としている医療の大きさは人口に完全に比例しているわけではない。同じ人口でも性別構成、年齢構成、所得レベル、特定疾病罹患率等の違いから必要とされる医療が影響を受けるからである。実際、英国では地域による健康格差解消が長年の政治問題の一つになってきた。したがって、PCトラストに対する資金配分には国の医療政策上の意思が反映されることになる。

PCトラストへの資金配分のプロセスにおいて次の4要素が重要である。

①加重ウェイト頭割り法目標額（Weighted Capitation Targets）

図表2-3は、PCトラスト予算配分において最も重要な役割を果たしている加重ウェイト頭割り法の構造を表している。加重ウェイト頭割り法では、財源配分大項目である病院とコミュニティサービス、処方薬、一次医療のそれぞれにおいて健康格差是正のための財源が確保されている。また利用度モデルとは、当該地域の人口の特性を反映する形で必要とされる医療財源の大きさを算出する手法である。市場要因とは、医師・歯科医を除くスタッフの賃金水準、医師・歯科医の報酬水準（ロンドンが基準になっている）、建物や土地、その他経費の物価水準が地域により異なっていることを反映させることを意味している。つまり、加重ウェイト頭割り法目標額とは、各PCトラストの医療圏の医療ニーズと政策意思を反映して計算された予算配分理論値なのである。

②経常予算ベースライン（Recurrent Baselines）

図表2-3　加重ウェイト頭割り法の概念図

医療へのアクセスを公平にして健康格差をなくす（政策目標）	人口 →	病院とコミュニティサービス 76%	必要度	利用度モデル 88%	急性期ケア 68% 精神科医療 16% 出産 3% エイズ治療 0.8%、 HIV予防 0.2%
				健康格差是正　12%	
			コスト	市場要因	スタッフ（医師・歯科医除く）56% 医師・歯科医 14% 建物3%、土地1%、 その他 26%
				救急コスト調整	
		処方薬 12%	必要度	利用度モデル 85%	年齢と性別 その他ニーズを反映
				健康格差是正 15%	
		一次医療 11%	必要度	利用度モデル 85%	年齢と性別 その他ニーズを反映
				健康格差是正15%	
			コスト	市場要因	一般医報酬 45% スタッフ報酬 31% 建物6%、土地1% その他 17%

Copyright©The Canon Institute for Global Studies, All Rights Reserved

（注）大項目に配分した割合合計が100％でないのは四捨五入による
（出所）Department of Health, 2008, Resource Allocation: Weighted Capitation Formula Sixth Edition より筆者作成

　これは、前回の予算配分の最終年度に実際に配分された金額に今回の予算配分上調整された金額をプラスしたものであり、今回の予算配分額に一致する。

③目標額乖離率（Distance From Target）

　これは、加重ウェイト頭割り法目標額と経常予算ベースラインの差を表している。経常予算ベースラインが加重ウェイト頭割り法目標額より小さければ"目標額以下"であり大きければ"目標額以上"と判別される。

図表2-4 PCトラストへの予算配分

PCトラストの名称	2009年度(百万ポンド)	2010年度(百万ポンド)	2年間の増加率	目標額乖離率
ハンプシャーPCトラスト（最大額）	1,710	1,799	10.8%	0.7%
ケンブリッジシャーPCトラスト	777	827	12.3%	▲2.1%
ハートルプールPCトラスト（最小額）	163	172	11.3%	▲4.3%
152PCトラストの平均	527	555	11.3%	0.0%
全体の予算額	80,031	84,432		

（出所）Department of Health, 2009-10 AND 2010-11 PCT REVENUE ALLOCATIONSより筆者作成

④政策反映ペース（Pace of Change Policy）

理想論としては、152すべてのPCトラストにおいて加重ウェイト頭割り法目標額が経常予算ベースラインに一致して目標額乖離率がゼロであることが求められる。しかし、実際には乖離が発生しており、それを単年度で一気に解消することは政治的に無理がある。そこで保健省は、予算配分を決定するごとに目標額乖離率を徐々に縮小する方法を採用している。

図表2-4は、このようにして英国政府が計算し2008年12月に発表した2009年度（2009年4月～2010年3月）と2010年度（2010年4月～2011年3月）のPCトラスト予算配分表を抜粋したものである。2010年度データで見ると、全体の予算額は84,432百万ポンド、PCトラスト1機関あたり予算額は最小額172百万ポンド～最大額1,799百万ポンドの範囲にあり、平均は555百万ポンドとなっている。2008年度と2010年度を比較した2年間の予算額増加率は11.3％であり、英国の医療費増加政策を反映していると言える。また、個々のPCトラストの予算額増加率と目標額乖離率の関係を見ると、ハンプシ

ャー PCトラストの場合、実際配分額が理論値を上回っている(目標額乖離率がプラス)ため増加率が平均の11.3％を下回る10.8％に設定されている。これに対してケンブリッジシャーPCトラストの場合、実際配分額が理論値を下回っている(同マイナス)ため増加率が11.3％より大きい12.3％に設定されている。なお、目標額乖離率のマイナス幅が4.3％と大きいハートルプールPCトラストの増加率が平均と同じ11.3％になっているのは、小規模なPCトラストであり政策上の優先度が低いためと思われる。

PCトラストのガバナンス

英国における地域医療経営のガバナンスの構造をより具体的に示すために、ケンブリッジ市を中心とした医療圏に事業展開しているケンブリッジシャーPCトラスト(担当人口約60万人)とケンブリッジ大学病院トラストを取り上げることとしたい。

図表2-5は、ケンブリッジシャーPCトラストのガバナンスと財源の流れのイメージ図である。2008年度(2008年4月～2009年3月)にケンブリッジシャーPCトラストが保健省から付与された予算枠は737百万ポンドであった。ケンブリッジシャーPCトラストは、このうち672百万ポンドを一次医療提供者と二次医療提供者に支払っている。そして69百万ポンドをケンブリッジシャーPCトラスト自身が直接医療サービスを提供する際の費用と運営費としている。同トラストの財務諸表には純経常費用736百万ポンドと記載されているが、これは672百万ポンドと69百万ポンドの合計額741百万ポンドから同トラスト側に裁量権のない費用支出を控除したものである。

ケンブリッジシャーPCトラストのガバナンスは、理事の人選を通じて行われている。すなわち、理事会メンバー18名のうち、議長1名と非常勤理事5名の計6名を選出する権限は、保健省の指名委員

図表2-5　PCトラストのガバナンスと財源の流れ

<例>ケンブリッジシャー PCトラスト

```
                    保健省
                      │
         ┌────────────┤
         │            │
   (2008年度予算付与額)    指名委員会
   737百万ポンド
         │
         ↓                    議長と非常勤理事を指名
   ┌─────────────────────────┐
   │ ケンブリッジシャー PCトラスト │
   │   <担当人口約60万人>      │
   │┌───────────────────────┐│
   ││理  議長　1名           ││←────
   ││事  非常勤理事　5名      ││
   ││会  常勤理事　6名       ││
   ││    議決権のないオブザーバー　6名││
   │└───────────────────────┘│
   │ (2008年度純経常費用)       │   PCトラストが医療サービスを
   │   736百万ポンド           │   直接提供 (69百万ポンド)
   └─────────────────────────┘
         │
  購入医療サービスの支払い(672百万ポンド)
         ↓
      二次医療提供者              →  地域住民
      一次医療提供者              医療サービス提供
```

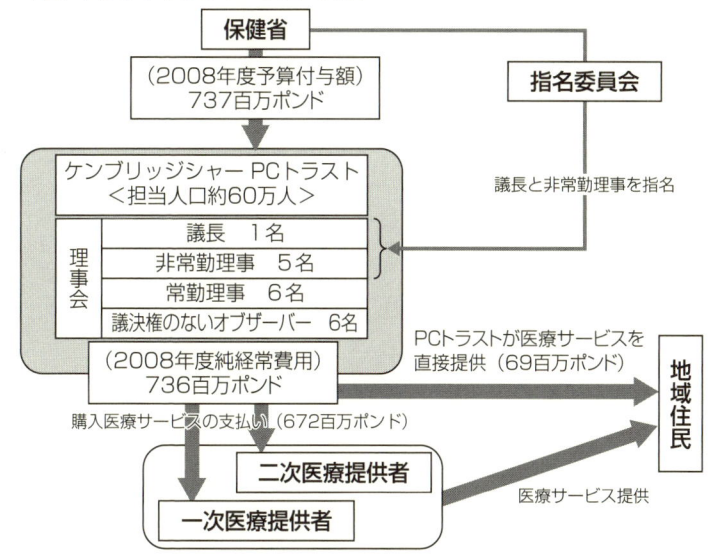

Copyright© The Canon Institute for Global Studies, All Rights Reserved
(注) 純経常費用＝購入医療サービス支払い額と直接提供医療サービス費用額の合計から裁量外費用支出を控除したもの
(出所) Cambridgeshire Annual Report & Accounts 2008/2009等より筆者作成

会が握っている。そして、経営実務を執行する常勤理事の数を「議長＋非常勤理事」と同じ6名としている。その上で常勤理事の中から代表理事を選出し、その仕事ぶりを理事会が監督する仕組みである。なお、理事会には診療部長、財務部長などの幹部が6名オブザーバーとして参加しているが、彼らに議決権は与えられていない。

　なお、ケンブリッジシャーPCトラストが契約に基づき医療を購入している主な医療提供者は、次のとおりである。
①ケンブリッジ大学病院トラスト (Cambridge University Hospitals NHS Foundation Trust)
　http://www.cuh.org.uk/addenbrookes/addenbrookes_index.html

一般的急性期医療に加え高度専門医療を提供する病院であり、ケンブリッジシャーPCトラストと契約している医療提供者の中で最大の医療事業体である（詳細は後述）。

②ヒンチングブルックヘルスケア・NHSトラスト（Hinchingbrooke Health Care NHS Trust）

http://www.hinchingbrooke.nhs.uk/

ハンティングドンシャーの周辺地域を医療圏とする病院。医療圏人口16万1,000人。病床数258。2008年度の収入額9,163万ポンド。

③ピーターボローアンドスタンフォードホスピタルズ・NHSファウンデーショントラスト（Peterborough and Stamford Hospitals NHS Foundation Trust）

http://www.peterboroughandstamford.nhs.uk/page/?title=Home&pid=8

ピーターボローの周辺地域を医療圏とし4施設を経営する事業体。合計病床数596。2008年度の収入額1億9,034万ポンド。6つのPCトラストに医療を提供しており、上位3PCトラストが収入に占める割合は、ピーターボローPCトラスト43.9％、リンコルンシャーPCトラスト21.7％、ケンブリッジシャーPCトラスト14.2％。

④クィーンエリザベスホスピタルキングスリン・NHSトラスト（Queen Elizabeth Hospital King's Lynn NHS Trust）

http://www.qehkl.nhs.uk/

西ノーフォーク、ブレックランド、北東ケンブリッジシャー、南東リンコルンシャーを医療圏とする病院。医療圏人口25万人。病床数514。2008年度の収入額1億4,086万ポンド。同病院から医療を購入しているPCトラストは、ケンブリッジシャーPCトラストに加え、リンコルンシャーPCトラスト、ノーフォークPCトラストの計3つである。

⑤ケンブリッジシャーアンドピーターボロー・NHSファウンデーショントラスト（Cambridgeshire and Peterborough NHS Foundation Trust） http://www.cpft.nhs.uk/

ケンブリッジシャーとピーターボローの両地域で精神科医療を提供している事業体。医療圏人口75万5,000人。2008年度収入額1億1,098万ポンド。

⑥ケンブリッジシャーコミュニティサービス・NHSトラスト（Cambridgeshire Community Services NHS Trust）

http://www.cambscommunityservices.nhs.uk/

英国内でコミュニティサービスを提供する事業体の中で、2010年4月1日付けで第1番目にNHSトラストの認定を受けた組織。コミュニティサービスには、在宅ケア、言語療法、貧困者医療扶助、重度障害児サポートなどさまざまな医療福祉サービスが含まれている。

ファウンデーショントラスト（Foundation Trust）のガバナンス

一次医療提供者と二次医療提供者の中で中核機能を担うのがNHSファウンデーショントラストである。英国では二次医療を提供する医療事業体にもトラストを冠して、NHSファウンデーショントラスト、NHSトラスト、精神科病院トラスト、救急トラスト、ケアトラストなどがある。このうちNHSファウンデーショントラストとは、経営能力が高いと評価された公立医療提供者に与えられる称号であり、2010年3月現在129がその認定を受けている。この129という数は、かつてNHSトラスト、精神科病院トラストと呼ばれていた病院のうち半数を超える。その内訳は、急性期病院53、精神科病院40、臨床研修病院20、専門病院16となっている。

NHSファウンデーショントラストに認定される特典としては次のことがある。

◆土地売却収入など余剰金を自分でプールする権利が与えられた。
◆経営の健全性が保たれていることを前提に一定のルールの下で

民間から資金調達することが認められた。

◆国が決めた目標や標準を達成する義務を負っていることは他のトラストと同じだが、それをどのように行うかを自ら決めることができる。

◆民間会社設立や職員給与についても一定の自由度が与えられた。

前述のとおり、ケンブリッジ大学病院トラスト（Cambridge University Hospitals NHS Foundation Trust）はケンブリッジシャーPCトラストが担当する医療圏で最大のNHSファウンデーショントラストである。PCトラストのガバナンスと大きく異なる点は、地域住民がガバナンスに直接関与していることである。換言すれば、同トラストは名称に"大学病院"を冠しているが、大学附属病院ではなく、大学とは別の法人格とガバナンスを有している。その

図表2-6　ケンブリッジ大学病院トラストのガバナンス

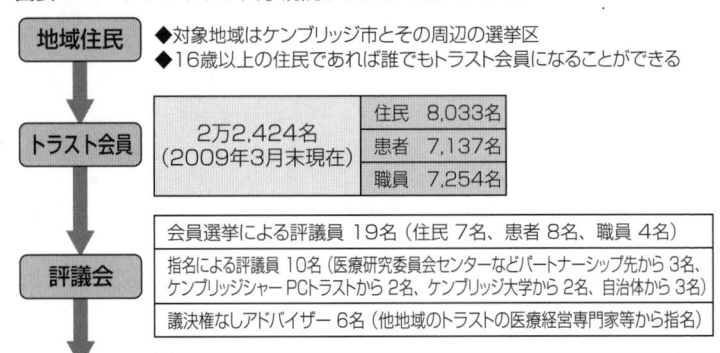

地域住民	◆対象地域はケンブリッジ市とその周辺の選挙区 ◆16歳以上の住民であれば誰でもトラスト会員になることができる		
トラスト会員	2万2,424名 （2009年3月末現在）	住民	8,033名
		患者	7,137名
		職員	7,254名
評議会	会員選挙による評議員 19名（住民 7名、患者 8名、職員 4名）		
	指名による評議員 10名（医療研究委員会センターなどパートナーシップ先から 3名、ケンブリッジシャーPCトラストから 2名、ケンブリッジ大学から 2名、自治体から 3名）		
	議決権なしアドバイザー 6名（他地域のトラストの医療経営専門家等から指名）		
理事会	経営実務を担う常勤理事 7名（常勤理事の中から代表理事を任命）		
	非常勤理事 7名（医療、教育、行政等で実績のある有識者の中から選出。うち1名はケンブリッジ大学代理人。非常勤理事の中から議長を任命）		

病院は大学本体とは別法人でガバナンスも分離
〜最大の使命は地域医療提供〜

Copyright© The Canon Institute for Global Studies, All Rights Reserved

（出所）Cambridge University Hospitals NHS Foundation Trust, Annual Report and Accounts 2008/09 等より筆者作成

ホームページに"Corporate Information"という文言があり、職員が公務員であることから、ケンブリッジ大学病院トラストをはじめとする英国の医療関連トラストは、後述するカナダBC州やオーストラリアでも設置されている医療公営企業に類型できる。

図表2-6がケンブリッジ大学病院トラストのガバナンス構造を示している。すなわち、同トラストは、トラスト会員と呼ばれる人々によりガバナンスされている。トラスト会員は住民、患者、職員の三者によって構成されているが、患者と職員の大半も住民であること、16歳以上の住民であれば誰でもトラスト会員になれることから、"地域住民によるガバナンス"と呼ぶことができる。経営実務を担う理事会は、常勤理事7名、非常勤理事7名で構成されている。この理事会を監督するのが評議会である。そのメンバー構成は、会員の選挙による評議員19名、指名による評議員10名、議決権のないアドバイザー6名となっている。

図表2-7はケンブリッジ大学病院トラストの収支構造である。2008年度の営業収入518百万ポンドのうち71％にあたる368百万ポンドがPCトラストからの医業収入である。また、研究開発補助金と教育訓練補助金を合計70百万ポンド政府から獲得している。しかも、その金額は2006年度の33百万ポンドから倍増している。これは、ケンブリッジ大学医学部がノーベル賞受賞者を多数輩出していること、後述のとおり政府が同地域に欧州一のバイオクラスターを構築する計画であることを反映している。

図表2-8は2009年3月末現在のバランスシートである。純資産のうち政府拠出資本に対してはNHSファウンデーショントラスト側が政府に金利を支払うルールになっており、2009年3月期におけるその金利水準は3.5％であった。総資産に占める純資産の割合は71％であり、ケンブリッジ大学病院トラストの財務内容は健全と評価できる。

図表2-7　ケンブリッジ大学病院トラストの収支構造

(単位：百万ポンド)

決算年度		2006	2007	2008
①	営業収入	393	455	518
	PCトラストからの収入	293	317	368
	保健省からの収入	15	25	23
	公的制度非適用患者収入	5	6	5
	自治体からの収入	0.5	1.8	2
	研究開発補助金	16	21	34
	教育訓練補助金	17	34	36
	その他収入	47	50	50
②	営業費用	381	442	507
	人件費	230	252	291
	薬剤費	39	43	50
	診療材料・サービス費	46	55	65
	減価償却費	13	15	16
	その他費用	53	77	85
③	(①-②) 営業損益	12	13	11
④	営業外損益	▲0.1	1.7	0.7
	受取利息	0.6	2.7	1.8
	支払利息等金融コスト	0.7	1	1.1
⑤	(③+④) 経常損益	12	15	12
⑥	政府拠出基金への配当	6	6	7
⑦	(⑤-⑥) 最終損益	6	9	5

(注) 決算期は3月。四捨五入のため合計は必ずしも一致しない。
(出所) Cambridge University Hospitals NHS Foundation Trust, Annual report and accounts 2007/08と2008/2009より筆者作成

協力と競争の二兎を追う英国の医療競争政策の課題

　このように英国の場合、わが国の二次医療圏に相当する平均人口34万人の医療圏ごとにPCトラストを設置し、一次医療提供者と二次医療提供者から医療サービスを購入することを通じてPCトラス

図表2-8　ケンブリッジ大学病院トラストの財務内容

—2009年3月期末—　　　　　　（単位：百万ポンド）

総資産	346	負債	102
現預金	23	**純資産**	244
その他流動資産	48	政府拠出資本	115
有形固定資産	273	固定資産再評価準備金	78
無形固定資産	2	その他準備金	52

（注）（出所）図表2-7に同じ

トが医療財源の効率的配分を目指す、そのために医療提供者間の競争を促すという考え方である。保健省は、2007年12月に「協力と競争の原則とルール」（Principles and rules for Cooperation and Competition）という報告書を発表し、次のように医療競争政策の10原則を掲げた。

（原則1）医療サービス購入契約締結の責任者であるPCトラストは、患者と地域住民のニーズに応えることができる最寄りの医療提供者から医療サービスを購入するように努めねばならない。

（原則2）医療提供者とPCトラストは、組織間の壁に関係なくシームレスな医療サービスを提供し、サービスの継続性を確実なものにするために協力し合わねばならない。

（原則3）医療サービスと関連物資の購入は、透明性が確保され差別のないものでなければならない。

（原則4）PCトラストと医療提供者は、患者の選択権を尊重しなければならない。患者が自らの医療について選択とコントロールを高めることができるように正確で信頼性のある情報を提供しなければならない。

（原則5）患者の利益が最大限確保され、NHS制度の信用向上に資する限りにおいて、医療提供者等による適正な宣伝活動は容認される。

（原則6）医療提供者は患者を差別してはならないし公平な対応

を促進しなければならない。

（原則7）PCトラストが医療提供者に支払う仕組みは透明で公平なものでなければならない。

（原則8）PCトラストやSHA（戦略保健局）は、医療提供に対して財務上の介入を行う場合、透明かつ公正でなければよい。

（原則9）合併、買収、組織分割、合弁事業といった手法は、患者や納税者にとって最善の利益が確保される限りにおいて許容される。

（原則10）垂直統合（Vertical Integration）は、それが患者と納税者にとって最善の利益となり、一般医（GP）のゲートキーパー機能の優先性が保たれることが明らかな場合に許容される。そこでは、高い質の医療と費用対効果を維持するために十分な選択と競争が保たれていなければならない。

上記のうち（原則10）が注目される。すなわち英国政府は、医療競争政策の基本を医療提供者間の競争と患者側の選択権拡充による効率化においているが、シームレスな医療提供体制を築くためには医療提供者間の垂直統合が必要であることに気付いているのである。これまでの歴史的経緯から、今のところNHSファウンデーショントラストをはじめとする個々の医療提供者の独立性と裁量権を高めるという手法を取らざるを得ないが、問題なしとしない。なぜなら、医療IT投資による医療情報共有や医療の標準化を進める時に不可欠な臨床部門の求心力醸成を阻害する怖れがあるからである。実際、英国が国家プロジェクトとして掲げた医療IT投資は、そのカスタマイズを求める個々の医療現場との意見調整がつかずコストが上昇、暗礁に乗り上げている。このような事態を回避するためには、PCトラストの合併によりその医療圏規模を拡大すると同時に中心的役割を担う医療提供者の垂直統合を行い、米国のIHNやカナダBC州、オーストラリアNSW州の医療提供体制に近い仕組みにする必要があるように思われる。

第2節 州政府が医療改革を主導するカナダ

21世紀に入り医療費増加が加速

図表2-9、2-10、2-11は、カナダの医療費の推移を表しており、ポイントを列挙すれば次のとおりである。

◆名目医療費が名目GDPに占める割合は、1990年代は9％前後にとどまっていたが、2000年以降は名目医療費増加率（平均7.1％）が名目GDP増加率（同4.0％）を大きく上回った結果、2009年には11.9％にまで高まった。

図表2-9　カナダの医療費の推移

	1980	1990	2000	2009
①名目医療費：10億加ドル	22	61	98	183
（平均増加率）		(10.6%)	(4.9%)	(7.1%)
実質医療費：10億加ドル	47	70	92	137
（平均増加率）		(4.1%)	(2.8%)	(4.6%)
②名目GDP：10億加ドル	314	680	1,077	1,528
（平均増加率）		(8.0%)	(4.7%)	(4.0%)
①÷②　対名目GDP比	7.1%	9.0%	9.1%	11.9%
人口：千人	24,516	27,691	30,686	33,740
（平均増加率）		(1.23%)	(1.03%)	(1.06%)
一人あたり医療費：加ドル	910	2,203	3,207	5,452
（平均増加率）		(9.3%)	(3.8%)	(6.1%)

（注）2009年は予測値。人口は各年7月1日現在
　　　実質医療費は1997年の通貨価値を基にした数値
（出所）Canadian Institute for Health Information, National Health Expenditure Trends 1975 to 2009等より筆者作成

図表2-10 カナダの医療費の使途別構成

(単位:%)

	1980	1990	2000	2009
病院	41.9	39.1	29.6	27.8
その他施設	11.4	9.4	11.0	10.0
医師報酬	14.7	15.2	13.4	14.0
歯科サービス	7.1	6.8	7.3	7.0
眼科サービス	1.9	2.3	2.6	2.4
処方薬	5.8	8.0	11.9	13.9
処方以外の薬	2.6	3.4	3.5	2.5
設備投資	4.4	3.5	4.0	4.8
公衆衛生	3.8	3.5	5.5	6.2
制度運営費	2.3	2.7	3.2	3.3
研究費	0.9	1.1	1.4	2.0
その他	3.2	5.0	6.6	6.1

(出所)図表2-9に同じ

図表2-11 カナダの医療費の財源構成

(単位:%)

	1980	1990	2000	2009
州政府(連邦からの補助含む)	70.8	69.6	64.7	64.8
連邦政府(連邦直接負担分のみ)	2.6	3.2	3.7	3.6
自治体	1.0	0.6	0.7	0.5
社会保障基金	1.0	1.1	1.3	1.3
公的部門計	75.5	74.5	70.4	70.2
民間部門	24.5	25.5	29.6	29.8

(注)社会保障基金には労災保険とケベック州薬剤費保険が含まれる
(出所)図表2-9に同じ

◆名目医療費増加率から医療費物価上昇率を控除した実質医療費の増加率でみても、1980年代4.1%、1990年代2.8%、2000年代

4.6％と2000年代以降の増加率アップが顕著である。
- ◆医療費増加要因を使途別構成で見ると、医療費全体に占める処方薬の割合が1980年の5.8％から2009年13.9％と8.1ポイントも高まっていることが注目される。これは新薬開発という技術進歩効果を反映したものと言える。
- ◆カナダの場合、処方薬費用の財源は民間部門（民間医療保険の給付または患者自己負担）である。このため、医療費の財源構成に占める民間部門の割合も1980年の24.5％から2009年29.8％と5.3ポイント上昇している。
- ◆2009年における医療費の財源構成は、州政府64.8％、連邦政府3.6％、自治体0.5％、社会保障基金（労災保険とケベック州薬剤費保険）1.3％、民間部門29.8％となっており、州政府が最大の拠出者である。これは、カナダの医療制度の運営責任者が州政府であることを意味している。ただし、州政府の財源は連邦政府から移転されたものであることに留意する必要がある。

オンタリオ州の2006年地域医療システム統合法

2010年1月1日時点のカナダの総人口3,393万人のうちオンタリオ州1,313万人、ケベック州787万人、ブリティッシュ・コロンビア州449万人と上位3州で4分の3を占める。そこで、これら3州の医療制度運営を概観、比較することによりカナダの医療改革の理解に役立てることとしたい。

税を主たる財源とする仕組みによりすべての国民に医療保障を提供しているカナダの医療制度は、同じ移民受け入れ国でありながら多数の無保険者を抱える米国と対照されながら、成功モデルと評価された時期があった。しかしその後、医療技術が進歩し国民の医療ニーズが変化する中で、個々の公立施設がバラバラに経営され、医師をはじめとする医療従事者間の求心力が働かない状況に陥った。2004年4月

に作成された報告書「オンタリオ州における病院のガバナンスと説明責任」(Hospital Governance and Accountability in Ontario) は、この点を「各病院のガバナンスを担う理事会が"広域化する医療システムの中で自院をどのように位置づけるか"という課題に対応できていない」と分析した。

そこでオンタリオ州は、2006年に「地域医療システム統合法」(Local Health System Integration Act, 2006) を施行させた。その改革の目玉は、人口1,313万人の州内に14の地域医療圏を設定し、地域医療統合ネットワーク (Local Health Integration Network：略称LHIN) と呼ばれる政府代理機関（法律上は株主資本のない会社）にその運営を現場密着で行わせることにある。**図表2-12**がその地区割りを示している。LHINの経営執行責任者であるCEOには医療経営専門家を抜擢する一方、LHINのガバナンスを担う理事会

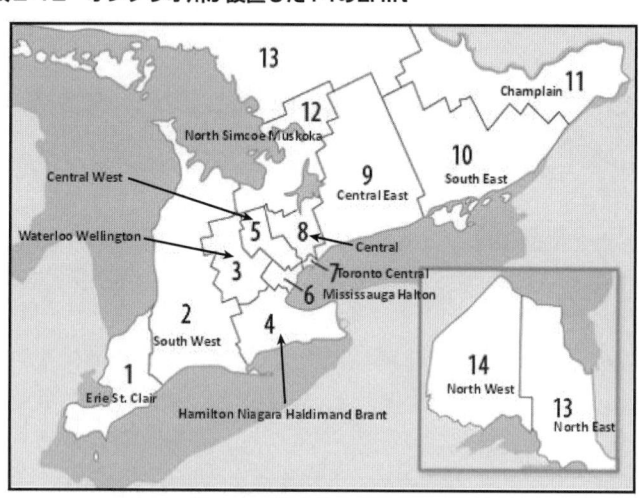

図表2-12　オンタリオ州が設置した14のLHIN

（注）LHIN=Local Health Integration Network
（出所）オンタリオ州政府WEBサイトにある Ontario LHINs Map より作成
http://www.torontocentrallhin.on.ca/map.aspx

には個々の施設経営の発想ではなく地域医療圏全体の観点から判断するように求めている。

<14の地域医療統合ネットワークLHINの名称とホームページアドレス>

①エリー・セントクレア・ローカルヘルス・インテグレーションネットワーク（Erie St. Clair Local Health Integration Network）
http://www.eriestclairlhin.on.ca/

②サウスウエスト・ローカルヘルス・インテグレーションネットワーク（South West Local Health Integration Network）
http://www.southwestlhin.on.ca/

③ウォータールーウェリントン・ローカルヘルス・インテグレーションネットワーク（Waterloo Wellington Local Health Integration Network）
http://www.waterloowellingtonlhin.on.ca/

④ハミルトン・ナイアガラ・ホルディマンド・ブラント・ローカルヘルス・インテグレーションネットワーク（Hamilton Niagara Haldimand Brant Local Health Integration Network）
http://www.hnhblhin.on.ca/

⑤セントラルウエスト・ローカルヘルス・インテグレーションネットワーク（Central West Local Health Integration Network）
http://www.centralwestlhin.on.ca/

⑥ミシソーガハルトン・ローカルヘルス・インテグレーションネットワーク（Mississauga Halton Local Health Integration Network）
http://www.mississaugahaltonlhin.on.ca/

⑦トロントセントラル・ローカルヘルス・インテグレーションネットワーク（Toronto Central Local Health Integration Network）
http://www.torontocentrallhin.on.ca/

⑧セントラル・ローカルヘルス・インテグレーションネットワーク（Central Local Health Integration Network）
http://www.centrallhin.on.ca/

図表2-13　トロントセントラルLHINの財務内容

—2008年3月期末—　　　　　　　　　　（単位：千カナダドル）

金融資産		8,893	負債	10,129
	現預金	2,428	未払い金	2,853
	州医療介護省からの未収金（医療分）	6,042	医療提供者への未払い金	6,042
	州医療介護省からの未収金（介護分）	355	繰延資本拠出金	1,234
	その他	68	（注）繰延資本拠出金は、州政府が将来拠出することを約束した設備投資財源補助であり、返済義務のある負債ではなく準備金的性格を有する。	
非金融資産		1,236		
	システム・リース資産等	1,234		
	前払い金	2		

（出所）Toronto Central LHIN, Connecting Communities 2007-2008 Annual Reportより筆者作成

⑨セントラルイースト・ローカルヘルス・インテグレーションネットワーク（Central East Local Health Integration Network）
　http://www.centraleastlhin.on.ca/

⑩サウスイースト・ローカルヘルス・インテグレーションネットワーク（South East Local Health Integration Network）
　http://www.southeastlhin.on.ca/

⑪シャンプレイン・ローカルヘルス・インテグレーションネットワーク（Champlain Local Health Integration Network）
　http://www.champlainlhin.on.ca/

⑫ノースシムコーマスコーカ・ローカルヘルス・インテグレーションネットワーク（North Simcoe Muskoka Local Health Integration Network）
　http://www.nsmlhin.on.ca/

⑬ノースイースト・ローカルヘルス・インテグレーションネットワーク（North East Local Health Integration Network）
　http://www.nelhin.on.ca/home.aspx?langtype=4105

⑭ノースウエスト・ローカルヘルス・インテグレーションネットワ

図表2-14　トロントセントラルLHINの収支構造

—2008年3月期—　　　　　　　　　　　　　　（単位：千カナダドル）

収入	3,907,871	支出	3,907,870
医療提供者支払財源受け入れ	3,897,602	医療提供者への支払い	3,897,602
プロジェクトの財源受け入れ	984	プロジェクトの費用支払い	984
管理運営費受け入れ	4,918	管理運営費	5,313
繰延資本拠出金取り崩し	670	LHIN連携サービス部へ支払い	3,972
他のLHINからの収入	3,697	州医療介護省への剰余金返納	1

（出所）図表2-13に同じ

ーク（North West Local Health Integration Network）
http://www.northwestlhin.on.ca/

　このLHINの最大の特徴は、医療財源配分と施設整備計画作成の権限を一元的に有する一方、自らは医療施設を所有せず地域医療ネットワーク作りの調整役に専念するという点にある。つまり、LHINが医療施設を間接的に統治する仕組みであり、LHIN自身は医療事業体とは言えない。このことは、LHINの中で最も大きいトロントセントラルの財務諸表から確認することができる。**図表2-13**のとおり、LHINは医療施設資産を持っていない。また、**図表2-14**のとおり、収支上のLHINの機能は州政府から配分された予算を各施設に計画どおり流すに留まる。

　トロントセントラルが2009年11月に公表した「2010-2013 統合医療サービス計画」（Delivering High-Value Local Health Care Through Collaborative Action）によれば、LHINとしてのトロントセントラルの現状と課題は以下のとおりである。

　◆トロントセントラルは、オンタリオ州全体の医療ネットワークを向上させるために、他の13のLHINと協力し合うことが求められる。ちなみに、トロントセントラルはカナダで最も医療資

源が集まった地区であり、医療関連機関数177、医療従事者数は4万2,000名を超える。この地区内の病院の患者の52％はトロントセントラル以外の地区から来ている（筆者注：これは、英国のPCトラストと同様に、LHIN同士が協力と競争の関係にあることを意味する）。トロントセントラルの医療基本予算は約40億カナダドルであり、これはオンタリオ州全体の医療基本予算の約20％にあたる。最近オンタリオ州に移民してきた人々の約15％が同地区に居住し、使われる言語は160を超える。

◆救急医療待ち時間の短縮が重要課題となっている。本来は救急ベッドで医療を受ける必要のない患者が救急ベッドを利用しているが故に救急患者が待たされている。この救急医療待ち時間を短縮するためには、救急に代替するケアの方が適切な患者を救急ベッドから移動させる必要がある。

◆糖尿病対策が急務である。オンタリオ州内の糖尿病患者数は2010年に120万人に達すると推計されており、心臓病、脳卒中、腎不全などの疾患を伴う糖尿病患者の医療費は年間50億カナダドルを超えている。また、トロントセントラルにおける医療費の約70％が慢性病に関するものであり、糖尿病が最大の理由になっている。そのため、オンタリオ州は、4年間で7億4,100万カナダドルを糖尿病総合対策のために投資している。

◆すべての患者とりわけ多疾患の慢性病患者に継続したケアを提供する体制を強化するには、その医療サービスに関わる事業者たちが一層協力し合い統合しなければならない。そのためには、達成された医療の結果に関する情報を医療提供者たちが共有し医療の質向上に努めることが必要である。

◆オンタリオ州民の5人に1人は、その生涯のある時点において精神科疾患または依存症に罹患している。そこで、州政府はこの問題に取り組む10年計画を実施中である。精神科疾患と依存症対策のために1カナダドル投資することにより、医療費が7

カナダドル節約され、生産性喪失や社会的コストを30カナダドル防ぐことができると試算されている。
◆大きな病院ほど医療情報の集積ができているが、その情報を他の医療機関と共有することが十分にできていない。そこでオンタリオ州政府は、2009年3月にe-health戦略を公表した。医療情報システムを活用することにより医療提供体制を改善、患者の安全性を高め、救急待ち時間を短縮する等、医療制度全体の効率を向上させる。

医療・介護・福祉が一体となったケベック州のローカル・サービス・ネットワーク

　オンタリオ州に次ぐ人口787万人を有するケベック州の制度の特徴は、平均人口8万3,000人の地域単位で医療社会サービスセンターと呼ばれる機関を設置し、医療・介護・福祉サービスを提供するさまざまなタイプの施設、事業者間の連携をコーディネートすることで効率的運営実現を目指している点にある。ケベック州の場合、1961年に病院保険プラン、1971年に医療保険プラン、1997年に公的薬剤費保険を導入することにより皆保険が実現しており、社会サービスと呼ばれる介護・福祉についても医療と一体となった提供が目標とされていた。しかし、公立・民間の各施設・事業者間の連携が不十分で制度全体の効率性を欠いていた。そこで、2004年12月に「The Act Respecting Local Health and Social Services Network Agencies」を施行し、地域単位で医療・介護・福祉サービス提供体制のガバナンス改革を行ったのである。

　図表2-15、**図表2-16**がその仕組みを表している。まず、州内を18に区分し医療社会サービス局と呼ばれる行政機関を設置している。医療社会サービス局が担当する地域人口の平均は44万人であり、わが国の二次医療圏のイメージに近い。その最大の使命は地域住民

図表2-15 ケベック州の医療・介護・福祉の提供体制

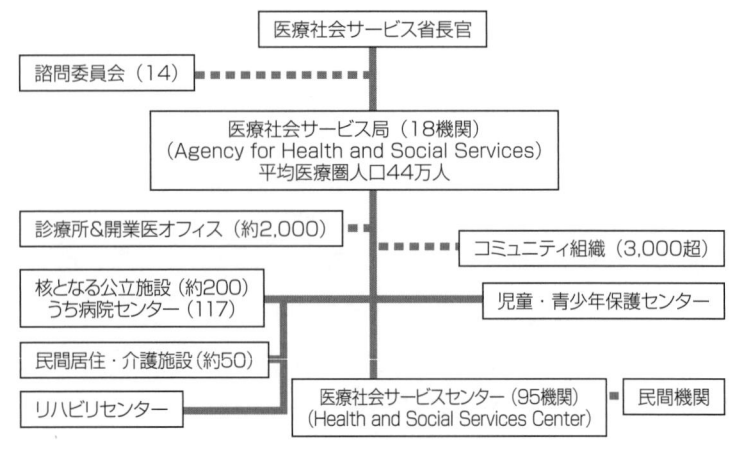

```
                    医療社会サービス省長官
                           │
諮問委員会（14）━━━━━━━━│
                           │
               医療社会サービス局（18機関）
               (Agency for Health and Social Services)
                   平均医療圏人口44万人

診療所&開業医オフィス（約2,000）━━━  コミュニティ組織（3,000超）

核となる公立施設（約200）
うち病院センター（117）              児童・青少年保護センター

民間居住・介護施設（約50）

リハビリセンター         医療社会サービスセンター（95機関）   民間機関
                        (Health and Social Services Center)
```

Copyright© The Canon Institute for Global Studies, All Rights Reserved

(出所) ケベック州政府資料The Quebec Health and Social Services System in Briefより筆者作成
http://www.msss.gouv.qc.ca/sujets/organisation/ssss_enbref/index.php?accueil_en

図表2-16 ケベック州のローカル・サービス・ネットワークの枠組み

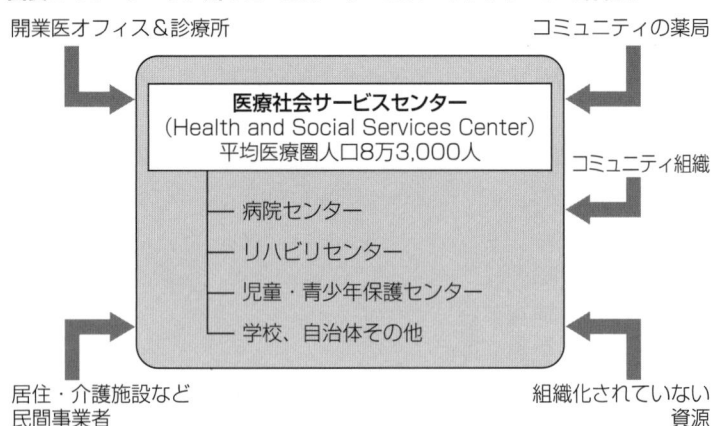

開業医オフィス&診療所　　　　　　　　　　　　コミュニティの薬局

```
       医療社会サービスセンター
     (Health and Social Services Center)
         平均医療圏人口8万3,000人

        ─ 病院センター
        ─ リハビリセンター              コミュニティ組織
        ─ 児童・青少年保護センター
        ─ 学校、自治体その他
```

居住・介護施設など　　　　　　　　　　　　組織化されていない
民間事業者　　　　　　　　　　　　　　　　資源

Copyright© The Canon Institute for Global Studies, All Rights Reserved

(出所) 図表2-15に同じ

の健康と福祉を維持し向上させることにあり、医療社会サービス局がコーディネート機能を発揮する対象には学校も含まれる。医療社会サービス局が引き受ける役割として次のことが法定されている。

◆各種サービスのコーディネート

医師の診療行為とさまざまな機関、コミュニティ組織、民間介護施設等の活動の間を調整する。また、環境が変化する中で登場した新たな担い手たちとの協調を支援する。地域内で提供されるさまざまなサービスへのアクセスの一般的条件を決定し、サービス提供者間の紹介のメカニズムと調整が上手く機能するように努める。

◆経営資源の管理

医療・介護・福祉サービス提供に従事する人材確保のための地域計画を策定する。人、物、資金の効率的管理に努める。

◆経営資源の配分

学校に予算を配分する。コミュニティ組織に補助金を与える。公的機関によって行われる設備投資の管理と資金調達に努める。

◆公衆衛生

個人、家族、グループの公衆衛生と福祉を守るための措置を実行する。

◆各組織にサービス提供

医療・福祉サービスに関わるさまざまな地域ネットワークの発展と運営に資するため複数年にわたる計画を策定し、実施状況をモニターする。英語を母国語とする地域住民のサービスへのアクセスを改善するプログラムを開発する。サービス提供者たちの活動を支援し、地域住民のニーズに合致するようにサービス提供契約の合意形成を促す。

＜医療社会サービス局の名称とホームページアドレス＞
①Bas-Saint-Laurent http://www.agencesssbsl.gouv.qc.ca/
②Saquenay- Lac-Saint-Jean http://www.santesaglac.gouv.qc.ca/

③Capitale-Nationale http://www.rrsss03.gouv.qc.ca/
④Mauricie and Centre-du-Quebec http://www.agencesss04.qc.ca/
⑤Estrie http://www.santeestrie.qc.ca/
⑥Montreal http://www.santemontreal.qc.ca/
⑦Outaouais http://www.rrsss07.gouv.qc.ca/
⑧Abitibi-Temiscaminque http://www.sante-abitibi-temiscamingue.gouv.qc.ca/
⑨North Shore http://www.agencesante09.gouv.qc.ca/
⑩Nord-du-Quebec http://www.crsssbaiejames.gouv.qc.ca/
⑪Gaspesie-Iles-de-la-Madeleine http://www.agencesssgim.ca/
⑫Chaudiere-Appalache http://www.agencesss12.gouv.qc.ca/
⑬Laval http://www.sssslaval.gouv.qc.ca/
⑭Lanaudiere http://www.agencelanaudiere.qc.ca/
⑮Laurentides http://www.rrsss15.gouv.qc.ca/
⑯Monteregie http://www.santemonteregie.qc.ca/agence
⑰Nunavik http://www.rrsss17.gouv.qc.ca/
⑱Terres-Cries-de-la-Baie-James http://www.creepublichealth.org/

　これら18の医療社会サービス局の下に95機関設置されているのが医療社会サービスセンターである。医療社会サービスセンターは、当該地域にある地方コミュニティサービスセンター、居住・介護施設、病院センターなどの公立施設を合併して設立された。ただし、約15％の医療社会サービスセンターは病院センターを有していない。これを反映し医療社会サービス局が、医療社会サービスセンターに属していない病院センター、居住・介護施設、リハビリセンターを所管している。また、医療社会サービスセンターは、自らが提供できないサービスを民間の施設・事業者と契約により確保している。このケベック州の仕組みは前述したオンタリオ州のLHINと同様に、個々の施設・事業者に裁量権を与え、行政機関のコーディネート機能により全体の効率化を目指すものであり、サービス提供者

間の求心力が必ずしも強くなく、医療事業体の規模も小さいという短所があるように思われる。

ブリティッシュ・コロンビア州は大規模医療公営企業で効率化

これに対して、ブリティッシュ・コロンビア州(以下BC州と略す)は、地域医療圏をマネジメントする政府代理機関が病院を所有し直接経営する仕組みを採用している。**図表2-17**は、その概念図である。人口449万人のBC州は、2001年に州内を5つの地域医療圏に区分し基本的医療を提供するヘルスオーソリティ(Health Authority)と称する医療公営企業を設置、各地域医療圏の特性を考慮しつつ州全体での医療提供体制の効率化、質向上を図っている。

図表2-17　ブリティッシュ・コロンビア州の医療公営企業

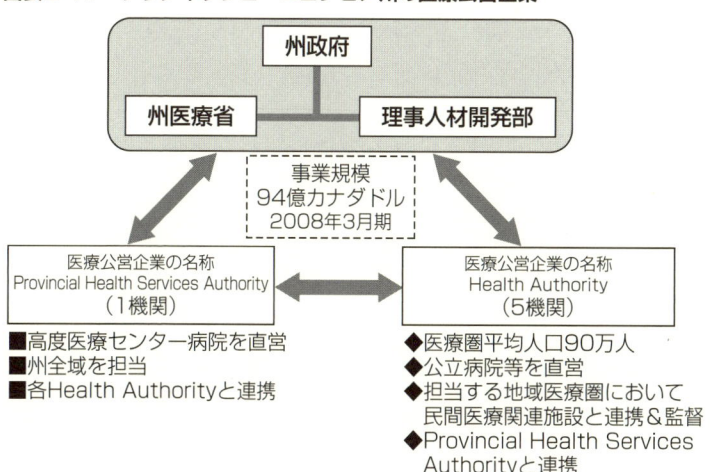

```
                    州政府
                      │
       ┌──────────────┼──────────────┐
     州医療省                    理事人材開発部
       ↕                            ↕
              事業規模
              94億カナダドル
              2008年3月期

  医療公営企業の名称              医療公営企業の名称
  Provincial Health Services      Health Authority
  Authority                       (5機関)
  (1機関)          ←──────→

■高度医療センター病院を直営    ◆医療圏平均人口90万人
■州全域を担当                   ◆公立病院等を直営
■各Health Authorityと連携       ◆担当する地域医療圏において
                                  民間医療関連施設と連携&監督
                                ◆Provincial Health Services
                                  Authorityと連携
```

Copyright© The Canon Institute for Global Studies, All Rights Reserved
(出所)ブリティッシュ・コロンビア州政府資料より筆者作成
http://www.health.gov.bc.ca/socsec/

＜ヘルスオーソリティ5医療公営企業の名称と概要＞

なお、下記記載データ等の情報は2010年6月時点で各ヘルスオーソリティのホームページに公表されていたものである。

①ノーザン・ヘルスオーソリティ（Northern Health Authority）

http://www.northernhealth.ca/

BC州の面積の約3分の2を占める北部地域、2010年現在の推計人口34万8,000人の過疎地を担当している。人口の13％がアボリジニ（原住民）でBC州の中で高齢化が最も進んでいる。2007年度の予算規模5億6,000万カナダドル。急性期ケア施設24、長期介護施設14、公衆衛生拠点等を運営。職員総数約7,000名（常勤換算約4,000名）。

②インテリア・ヘルスオーソリティ（Interior Health Authority）

http://www.interiorhealth.ca/

医療圏人口73万2,000人。2009年度の予算規模16億カナダドル。22病院に加えてプライマリーケア診療所、コミュニティ医療センター、介助付き居住施設、精神科居住施設等で地域医療ネットワークを形成。職員総数1万8,523名。医師1,706名。

③バンクーバーアイランド・ヘルスオーソリティ（Vancouver Island Health Authority）

http://www.viha.ca/

医療圏人口75万人。施設数138。職員総数約1万7,000名。医師1,700名。

④バンクーバーコースタル・ヘルスオーソリティ（Vancouver Coastal Health Authority）

http://www.vch.ca/

医療圏人口100万人超。予算規模28億カナダドル。14病院のほかプライマリーケア、コミュニティ医療サービス、在宅ケア、精神科ケア、依存症治療、研究などの拠点を多数運営。職員総数2万2,000名。医師約2,500名。

⑤フレイザー・ヘルスオーソリティ（Fraser Health Authority）
http://www.fraserhealth.ca/

　医療圏人口はBC州全体の35％にあたる約150万人。この人口が2020年までに190万人に達すると予想されている。人口増による医療ニーズ増加に応えるため、現在20億カナダドルの医療施設投資計画を推進中。

　上記に加えて、これらの地域密着で医療ネットワークを経営する5つの医療公営企業に個々に行わせると重複投資になってしまう業務、具体的には医療購買物流部門と高度医療については州全域を一元管理する医療公営企業としてプロヴィンシャル・ヘルスサービス・オーソリティ（Provincial Health Services Authority〈http://www.phsa.ca/default.htm〉）を設立している。高度医療の中には、小児医療、移植医療、胸部外科、重度外傷などが含まれる。

　図表2-18は、これら医療公営企業6社の収支を連結ベースで示したものである。2008年3月期の収入9,425百万カナダドルのうち州政府からの繰入金が7,671百万カナダドルと81％を占めており、州医療保険の保険料収入701百万カナダドルの割合は7.4％と小さい。これは、医療財源の大半を税で確保し医療保険料を低く抑える政策がとられていることを意味する。ちなみに、**図表2-19**のとおり、最高でも1カ月あたり保険料は108カナダドルであり、調整後所得が2万カナダドル以下の者は保険料が免除されている。

　図表2-20は、医療公営企業6社の連結財務内容である。純資産が211百万カナダドルのマイナスになっているが、これは、本来純資産に含めても良い繰延資本拠出金を固定負債に計上しているからである。繰延資本拠出金は、州政府が将来拠出することを約束した設備投資財源補助であり、返済義務のある負債ではなく準備金的性格を有する。したがって、BC州医療公営企業の財務内容は健全と評価できる。

図表2-18 ブリティッシュ・コロンビア州医療公営企業6社の連結収支構造

(単位:千カナダドル)

		2007年3月期	2008年3月期
① 収入		8,770,975	9,425,032
	州政府等からの繰入金	7,204,846	7,670,937
	繰延資本拠出金取り崩し	316,476	355,315
	Medical Services Plan（州医療保険）保険料	655,015	701,376
	患者・住民負担等	252,590	268,930
	その他	342,048	428,474
② 支出		8,796,599	9,446,468
	人件費	5,009,594	5,345,405
	（非連結対象）連携医療関連施設への支払い	490,768	530,035
	アウトソース契約サービス支払い	1,364,851	1,479,876
	医薬品、医療ガス	325,483	336,798
	診療材料その他サプライ	615,682	664,311
	有形固定資産減価償却費	349,245	387,285
	支払金利	9,787	11,720
	その他	631,189	691,038
収支差（①-②）		▲25,624	▲21,436

(出所) Provincial Health Services Authority, Consolidated Financial Statements, Year ended March 31, 2008 ほか医療公営企業6社の2008年3月期財務報告書から、医療公営企業間の内部取引を相殺消去する形で筆者が作成

図表2-19　ブリティッシュ・コロンビア州の医療保険料の仕組み

(単位：カナダドル)

所得による医療保険料割引率		家族数別の1カ月あたり医療保険料		
調整後純所得	割引率	家族数1名	家族数2名	家族数3名
0 — 20,000	100%	0	0	0
20,001 — 22,000	80%	10.8	19.2	21.6
22,001 — 24,000	60%	21.6	38.4	43.2
24,001 — 26,000	40%	32.4	57.6	64.8
26,001 — 28,000	20%	43.2	76.8	86.4
28,000超	0%	54.0	96.0	108.0

（注）調整後純所得は、課税所得から家族構成、年齢等により認められている控除金額を差し引いて算出される
（出所）Health Insurance BCホームページ公表資料より筆者作成

図表2-20　ブリティッシュ・コロンビア州医療公営企業6社の連結財務内容

—2008年3月期末—　(単位：千カナダドル)

流動資産	1,184,473	流動負債	1,185,183
現預金等	363,741	買掛金等	449,529
州政府等からの未収金	313,808	有給休暇引当金	236,319
前払い金	54,156	給与引当金	217,487
その他	452,768	その他	281,848
固定資産	**4,274,854**	**固定負債**	**4,485,066**
土地	235,210	長期借入金	157,089
建物	2,201,570	退職者給付引当金	388,383
設備・IT	884,971	職員福祉給付長期債務	44,441
リース資産（設備、建物）	246,857	繰延資本拠出金	3,877,407
建設仮勘定（機器、IT）	165,823	その他	17,746
建設仮勘定（建物）	351,416	**純資産**	**▲210,922**
その他	189,007		
総資産	**5,459,327**	**負債・純資産合計**	**5,459,327**

（出所）図表2-18に同じ

第3節 経済好調をバックに次なる医療改革に進むオーストラリア

日本と同様に低い医療費で長寿を達成

オーストラリアは、医療財源確保と医療提供体制を公的制度中心とした上で民間医療保険と民間病院を積極活用する仕組みを採用している。**図表2-21**は、オーストラリアの医療制度の基本的枠組みを示している。国が医療財源確保に責任を持つ一方、州政府が医療提供体制の整備、運営を担う仕組みであり、国と州政府の役割分担は国・州政府間の契約で明確にされている。この契約は2009年6月

図表2-21 オーストラリアの医療制度

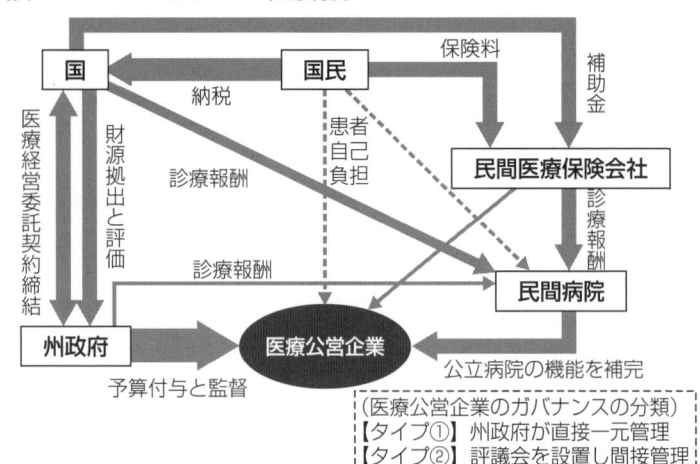

〔医療公営企業のガバナンスの分類〕
【タイプ①】州政府が直接一元管理
【タイプ②】評議会を設置し間接管理

Copyright© The Canon Institute for Global Studies, All Rights Reserved
(出所) 筆者作成

までオーストラリア医療協定（Australian Health Care Agreements）と呼ばれていたが、同年7月から国家医療協定（National Healthcare Agreement）と名称を改められ、その内容も拡充された。これは、2010年までに国と州政府の役割分担を見直す次の医療改革合意に向けた措置でもあった。

オーストラリアの総人口は2,164万人（2008年末）であるが、シドニー、キャンベラのあるニューサウスウェールズ州（以下NSW州と略す、人口704万人）、メルボルンのあるヴィクトリア州（人口536万人）に比べて他州の人口密度は低く、地域によって医療提供体制のあるべき姿が大きく異なる。そのため、医療提供体制の整備、運営について州政府に裁量権が与えられているわけだが、後述のとおり州間の違いは地域医療を担う医療公営企業のガバナンスの仕組みにも現れている。

オーストラリアの医療費は、2006年度（2005年7月〜2006年6月）869億豪ドルであり名目GDPの9％を占める。これは1996年度の7.5％から1.5ポイントの上昇である。ちなみに、1996〜2006年度の10年間における名目GDP平均成長率が6.4％であったのに対し、同期間における医療費の平均増加率は8.3％であった。ただし、この医療費の名目GDP比9％はOECD諸国の平均値であり、10％を超えているフランスやドイツよりも低い。また、OECDインディケータ（2007年版）によれば、オーストラリアの平均寿命は2005年時点で日本、スイス、アイスランドに次いで世界第4位である。つまり、オーストラリアは、州政府に裁量権を与える仕組みの下で医療制度全体の運営が比較的上手くいっていると評価できる。したがって、オーストラリアが行ってきた医療改革の論点は、わが国の民主党が公約として掲げている都道府県単位の地域保険構想に参考になることが多々あると思われる。

医療財源の確保と配分の仕組み

オーストラリアで全国民を対象とする公的医療保険制度が創設されたのは、1984年2月である。この公的医療保険制度の通称はメディケアであり、制度運営を担当する行政機関の名称もメディケア・オーストラリアとなっている。そして、全国民からメディケア課税（Medicare levy）を徴収している。しかし、処方薬費用給付保険は別建てであり、公費補助のもと民間医療保険も取り込んだ仕組みであることから、医療財源の流れを理解するためには使途別財源構成を見る必要がある。

図表2-22と**図表2-23**は、2006年度における医療費の使途別、財源別内訳である。同年度の医療費869億豪ドルの財源構成を見ると、国42.9％、州政府等24.9％、民間医療保険7.2％、患者自己負担17.4％、その他（自動車保険、労災保険等）7.6％となっており、以下の点が重要である。

◆国の拠出額372億豪ドルのうちメディケア課税による財源は65

図表2-22　オーストラリアの医療費使途別構成

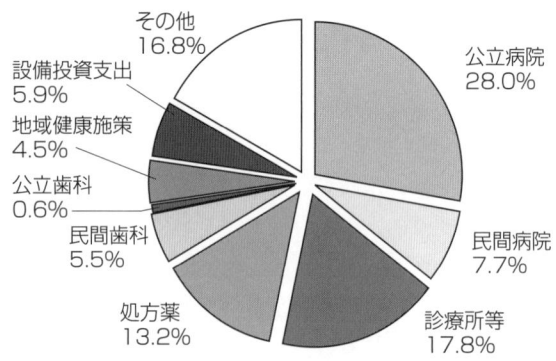

- 公立病院 28.0%
- 民間病院 7.7%
- 診療所等 17.8%
- 処方薬 13.2%
- 民間歯科 5.5%
- 公立歯科 0.6%
- 地域健康施策 4.5%
- 設備投資支出 5.9%
- その他 16.8%

Copyright© The Canon Institute for Global Studies, All Rights Reserved

（出所）Australian Institute of Health and Welfare, Australian hospital statistics 2007-08より筆者作成

図表2-23 オーストラリアの医療費の使途別、財源別内訳

― 2006年度実績 ― （単位：金額は百万豪ドル、構成比は%）

		政府		民間			計
		国	州政府等	民間医療保険	患者自己負担	その他	
病院		12,612	12,618	3,462	667	1,642	31,003
	公立（財源構成）	10,105 (41.6)	12,374 (50.9)	409 (1.7)	386 (1.6)	1,046 (4.3)	24,319 (100)
	民間（財源構成）	2,507 (37.5)	244 (3.7)	3,054 (45.7)	282 (4.2)	597 (8.9)	6,683 (100)
施設間患者移送		165	899	92	209	74	1,439
診療所等（財源構成）		12,239 (79.0)	0 (0)	636 (4.1)	1,745 (11.3)	879 (5.7)	15,499 (100)
歯科（財源構成）		480 (9.0)	515 (9.6)	760 (14.2)	3,573 (66.9)	10 (0.2)	5,337 (100)
	公立	0	515	0	19	0	534
	民間	480	0	760	3,554	10	4,804
処方薬費（財源構成）		6,117 (53.2)	0 (0)	47 (0.4)	5,276 (45.9)	62 (0.5)	11,501 (100)
地域健康施策		419	3,167	0	173	139	3,899
公衆衛生		798	632	0	47	0	1,476
その他		1,120	0	648	3,725	329	5,823
管理費		1,403	455	639	0	0	2,497
研究費		1,275	229	0	0	412	1,915
医療サービス費計		36,629	18,514	6,284	15,415	3,547	80,389
設備投資支出		183	1,898	0	0	3,087	5,167
減価償却費		88	1,234	0	0	0	1,323
税務上財源調整		329	0	0	329	0	0
合計（財源構成）		37,229 (42.9)	21,646 (24.9)	6,284 (7.2)	15,086 (17.4)	6,634 (7.6)	86,879 (100)

（注）四捨五入のため合計は必ずしも一致しない
（出所）図表2-22に同じ

億豪ドルと17.5％を占めるにすぎず、国の医療財源の8割以上が一般税収によるものである。

◆国民に納付義務のあるメディケア課税の課税所得に対する基礎税率は1.5％である。さらに、高額所得者（年間所得が単身者の場合5万豪ドル超、夫婦二人の場合、合計10万豪ドル超）に対しては上乗せ課税1％が課せられている。そして、高額所得者の場合、民間医療保険に加入するとこの上乗せ課税1％が免除される。

◆全国民のうち民間医療保険の加入者になっているのは、2006年6月時点で43.5％であった。国は保険料水準を適正に保ち民間医療保険の加入を促すため、民間医療保険料の30％相当額を民間医療保険会社に補助している。民間医療保険料率は地域料率を原則にしており、加入者の年齢、性別、既往症歴に関係なく同額である。民間医療保険の選択は生涯加入が原則であり、一度選択すれば解約して上乗せ課税1％に戻ることができないルールになっている。また、加入年齢が30歳を超えると1年あたり2％ずつ保険料が引き上げられる。

◆患者は、公的患者と私的患者に大別される。公的患者とは、メディケアの受給資格があり、国と州政府間の医療協定に規定された公的患者として医療サービスを受けることを選択した者である。公的患者が公立病院で受診する場合、原則患者自己負担はない。公的患者のごく一部は民間病院で医療を受けることがあるが、これは州政府等と民間病院の契約に基づいている。一方、私的患者は公立病院と民間病院の両方で医療を受ける選択権を有し、担当医指名や個室利用ができる。私的患者の入院費用のうちメディケア診療報酬料率の75％相当額はメディケアから病院に支払われる。私的患者はその残額を自己負担しなければならないが、その財源として民間医療保険を利用しているのである。

◆公立病院の財源構成は、国41.6％、州政府等50.9％、民間医療保険1.7％、患者自己負担1.6％、その他4.3％であり、民間医療

保険と患者自己負担の割合が小さい。これは、公立病院で私的患者となることを選択する人の割合が低いためである。
◆民間病院の財源構成は、国37.5％、州政府等3.7％、民間医療保険45.7％、患者自己負担4.2％、その他8.9％であり、公立病院との比較において州政府等と民間医療保険の割合が逆転している。
◆歯科と処方薬費では患者自己負担の割合が高く、それぞれ66.9％、45.9％となっている。

機能分化が進んだ病院群

図表2-24のとおり、オーストラリアの病院数は2008年6月末時点で公立病院762、民間病院552、合計1,314である。まず気付くのは、民間病院552のうち272が平均病床数8の日帰り病院施設だという点である。この日帰り病院施設は、内視鏡検査、白内障手術、血液透析等の日帰り医療を行うことに特化した施設の呼称であり近年急増した。ただし、日帰り医療の提供は公立病院でも行っており、その患者の約半分が日帰り患者であることから、日帰り病院施設との違

図表2-24　オーストラリアの病院数、病床数の推移

		2004年6月末		2008年6月末		
		病院数	病床数	病院数	病床数	平均病床数
公立		761	53,599	762	56,467	74
	急性期病院等	741	51,038	742	54,137	73
	精神科病院	20	2,560	20	2,330	117
民間		525	26,589	552	27,768	50
	急性期病院等	291	24,642	280	25,617	91
	日帰り病院施設	234	1,947	272	2,151	8
合　計		1,286	80,188	1,314	84,235	64

（注）日帰り病院施設＝Private free-standing day hospital facilities
（出所）図表2-22に同じ

いは公立病院の場合は特化していないという点にあるにすぎない。

オーストラリアの病院配置で注目すべき点は、都市、地方、過疎といった地域事情に合わせて各公立病院が担う機能と病床数にメリハリを付けていることである。**図表2-25**のとおり、公立病院762のうち急性期病院は中核病院72（平均病床数411）、女性・小児専門病院11（同202）、大病院45（同142）、中病院93（同61）、小病院151（同22）の合計372であり、残りが亜急性期・非急性期病院185（同

図表2-25 オーストラリアの公立病院の分類

	公立病院数	病床数	平均病床数
中核病院（都市、地方計）	72	29,627	411
女性・小児専門病院	11	2,222	202
大病院	45	6,405	142
都市	22	3,602	164
地方、過疎	23	2,803	122
中病院（都市、地方計）	93	5,690	61
小病院	151	3,280	22
地方	111	2,428	22
過疎	40	852	21
亜急性期・非急性期病院	185	4,428	24
非急性期小病院	77	2,099	27
多目的サービス	79	1,028	13
ホスピス	1	10	10
リハビリテーション	8	584	73
育児	8	215	27
その他非急性期	12	491	41
精神科病院	20	2,330	117
刑務所病院等その他病院	185	2,485	13
合　計	762	56,467	74

（注）2008年6月末現在
（出所）図表2-22に同じ

24)、精神科病院20（同117）、刑務所病院等その他病院185（同13）という構成である。

これらの公立病院が病院外医療サービスを行うサテライト施設を傘下に持ち、民間病院や独立開業医とも業務提携、地域医療ネットワークを形成している。この地域医療ネットワークの経営形態はわが国の地方公営企業に類似した医療公営企業であり、州政府がガバナンスを所管している。そのガバナンスの方法に医療公営企業の最高意思決定機関として評議会を設置するかしないかにより2つのタイプが存在する。

NSW州は保健省が直接統治

オーストラリアの総人口2,164万人（2008年末）のうち704万人が住むNSW州は、**図表2-26**のとおり、州内を8つの地域医療圏に

図表2-26　NSW州医療公営企業全体のガバナンス

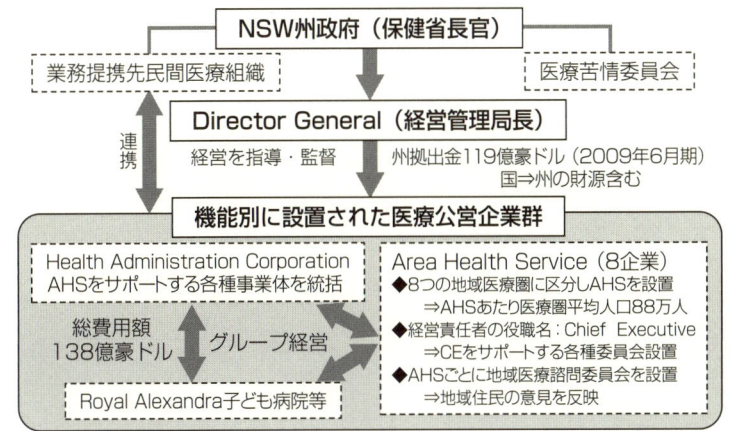

```
                    ┌─────────────────────────────┐
                    │   NSW州政府（保健省長官）      │
                    └─────────────────────────────┘
   ┌──────────────────┐   │              ┌──────────────┐
   │業務提携先民間医療組織│   │              │  医療苦情委員会 │
   └──────────────────┘   ▼              └──────────────┘
                    ┌─────────────────────────────┐
              連携  │ Director General（経営管理局長）│
                    └─────────────────────────────┘
                    経営を指導・監督   州拠出金119億豪ドル（2009年6月期）
                                      国⇒州の財源含む
                    ┌─────────────────────────────┐
                    │    機能別に設置された医療公営企業群     │
                    └─────────────────────────────┘
```

- Health Administration Corporation
  AHSをサポートする各種事業体を統括

- Area Health Service（8企業）
  ◆8つの地域医療圏に区分しAHSを設置
  　⇒AHSあたり医療圏平均人口88万人
  ◆経営責任者の役職名：Chief Executive
  　⇒CEをサポートする各種委員会設置
  ◆AHSごとに地域医療諮問委員会を設置
  　⇒地域住民の意見を反映

総費用額138億豪ドル　グループ経営

- Royal Alexandra子ども病院等

Copyright© The Canon Institute for Global Studies, All Rights Reserved
（出所）Annual Report 2008-09 NSW Health, Corporate governance and accountability compendium for NSW Health 等より筆者作成

区分した上でエリア・ヘルスサービス（Area Health Service：以下AHSと略す）と呼ばれる医療公営企業と、これら8企業と連携しサポートする医療公営企業としてヘルス・アドミニストレーション・コーポレーション（Health Administration Corporation）、子ども病院等を設立している。このうちAHSのガバナンスについては、2003年まで各AHSに評議会を設置し行っていたが、2004年に評議会による間接統治を廃止し現在の姿に改革した。

AHSのガバナンスの特徴は、州保健省がディレクター・ジェネラル（Director General）を任命し機能別に設置された医療公営企業群全体を直接統治している点にある。したがって、各AHSの経営責任者であるチーフ・エグゼクティブ（Chief Executive）が報告する相手先はディレクター・ジェネラルである。そして、チーフ・エグゼクティブをサポートする仕組みとして、監査・リスク管理委員会、財務・成果委員会、医療の質委員会、非常勤医師・歯科医指名委員会など各種委員会が設置されている。また、地域住民の意見を反映させるために地域医療諮問会議が設置されているが、同委員会の役割は意見具申にあり、経営実務に関与する権限は与えられていない。

医療公営企業であるAHSの個別経営報告書は2008年6月期まで各AHSのホームページに公表されていたが、2009年6月期以降は州政府が作成する連結ベース報告書に情報公開方法が一本化された模様である。同報告書「Annual Report 2008-09 NSW Health」等によれば、各AHSの概要は次のとおりである。

<NSW州医療公営企業の概要>

①ノーザンシドニー・セントラルコーストエリア・ヘルスサービス
（Northern Sydney Central Coast Area Health Service）
http://www.nsccahs.health.nsw.gov.au/index.html

シドニーの北側に位置する地域を担当。医療圏人口は2006年112万人⇒2011年116万人と予測されている。NSW州内の75歳以上高齢者の19％が居住。公立病院10、提携病院2、外来、介護などサテラ

図表2-27　NSW州医療公営企業の施設配置の事例

（医療公営企業名）Northern Sydney Central Coast

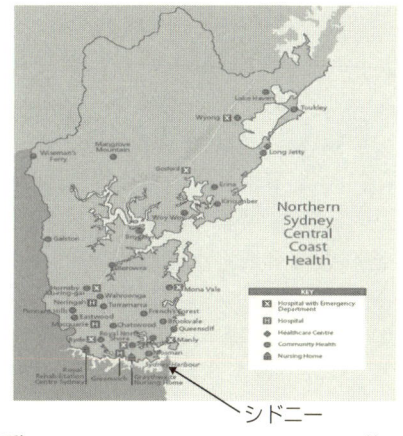

（2009年6月期データ）
医療圏人口　110万人超
施設拠点数約 60
　うち直営公立病院 10
職員数　15,351名
　うち常勤 10,495名
　非常勤　4,856名

シドニー

（出所）Annual Report 2008-09 NSW HEALTH等より筆者作成

イト施設約50の地域医療ネットワークを形成。**図表2-27**が、その施設配置を示している。職員数1万5,351名（うちパートタイム職員4,856名）。その収支構造を2008年6月期で見ると、事業規模（総費用額）1,658百万豪ドルに対し州政府からの拠出金1,320百万豪ドル（医療サービス提供費1,214＋設備投資費87＋その他19百万豪ドル）、物品サービス販売収入274百万豪ドルなどとなっている。なお、2009年6月期の州政府医療サービス提供費拠出金予算は前年度比3.6％増の1,258百万豪ドル。

②シドニー・サウスウエストエリア・ヘルスサービス（Sydney South West Area Health Service）

http://www.sswahs.nsw.gov.au/

シドニーの南西側内陸地域を担当。医療圏人口は2006年134万人⇒2016年150万人と予測されている。公立病院13、提携民間施設5。2009年6月期州政府医療サービス提供費拠出金予算は1,879百万豪

ドルだが、その他費用も含めた2009年6月期の事業規模は2,553百万豪ドル。

③サウスイースタンシドニー・イラワラエリア・ヘルスサービス（South Eastern Sydney Illawarra Area Health Service）

http://www.sesiahs.health.nsw.gov.au/

シドニーの南側太平洋沿いの地域を担当。医療人口は2006年110万人⇒2011年120万人と予測されている。移民が多いことを反映し人口の27％が海外生まれ。公立病院16、提携病院4、サテライト施設多数。職員数2万1,278名。2009年6月期州政府医療サービス提供費拠出金予算1,790百万豪ドル。

④シドニー・ウエストエリア・ヘルスサービス（Sydney West Area Health Service）

http://www.wsahs.nsw.gov.au/

シドニーの北西側内陸地域を担当。医療圏人口は2009年時点で114万人。公立病院12。職員数1万5,532名。2009年6月期州政府医療サービス提供費拠出金予算1,342百万豪ドル。

⑤グレーター・サザンエリア・ヘルスサービス（Greater Southern Area Health Service）

http://www.gsahs.nsw.gov.au/

NSW州南部の過疎地を担当。医療圏人口は2006年47万4,000人⇒2016年49万8,000人と予測されている。公立病院28。人口密度が低い地域に小規模病院が分散立地している。2009年6月期州政府医療サービス提供費拠出金予算569百万豪ドル。

⑥グレーター・ウエスタンエリア・ヘルスサービス（Greater Western Area Health Service）

http://www.gwahs.nsw.gov.au/

NSW州の面積の55％を占める北西部の過疎地を担当。医療圏人口30万5,000人。公立施設108（うち公立病院33、多目的サービス施設16、コミュニティ医療センター59）。公立病院のうち紹介先病院

としての機能を有するもの4。合計病床数1,852。常勤換算職員数4,851名（うち医師177名、看護師2,356名）。2009年6月期州政府医療サービス提供費拠出金予算510百万豪ドル。

⑦ハンター・ニューイングランドエリア・ヘルスサービス（Hunter New England Area Health Service）

http://www.hnehealth.nsw.gov.au/

グレーター・ウエスタンエリアの東側に隣接する過疎地を担当。NSW州のアボリジニ人の20％以上が居住。医療圏人口84万人。公立施設93（うち公立病院・多目的サービス施設19、地区医療サービス施設14、コミュニティ医療センター57）。2009年6月期州政府医療サービス提供費拠出金予算1,179百万豪ドル。

⑧ノースコーストエリア・ヘルスサービス（North Coast Area Health Service）

http://www.ncahs.nsw.gov.au/

NSW州の北東部太平洋沿いに位置する過疎地を担当。医療圏人口は2006年48万人⇒2011年51万人と予測されている。2006年時点でNSW州のアボリジニ人の12.5％にあたる1万8,584人が居住している。公立病院・多目的サービス施設21、コミュニティ医療センター31、地域精神科拠点17、肝臓専門クリニック1。2009年6月期州政府医療サービス提供費拠出金予算718百万豪ドル。

⑨ヘルス・アドミニストレーション・コーポレーション（Health Administration Corporation）

これは、上記医療公営企業8社に共通する経営管理業務（情報システム、財務管理、給与管理、医療施設の食事・リネンサービスなど）を代行する部門と救急部門を担う機関であり、社名を日本語にあえてするならば医療経営管理公営企業となる。その事業費用総額は、2007年6月期601百万豪ドル⇒2008年6月期739百万豪ドル⇒2009年6月期969百万豪ドルと毎年大きく増えている。収支構造を2009年6月期の数字で見ると、事業費用総額969百万豪ドルに対

して経常収益490百万豪ドルであり、その差額を補填する形で州政府から542百万豪ドルが繰り入れられている。同期末時点の総資産は682百万豪ドル。なお、2010年6月時点で同社独自のホームページはないようである。

このように、NSW州政府が所管する医療公営企業の施設配置、地域医療ネットワーク構築の考え方は米国のIHN（Integrated Healthcare Network）やカナダBC州の仕組みと類似点が多い。また、医療サービス提供予算が1,000億豪ドルを超えている医療公営企業については、先進医療の研究・教育機能も有しており、独自にグローバルスタンダード医療を追求できる体制にあると言える。

図表2-28は医療公営企業8社、ヘルス・アドミニストレーション・コーポレーション、子ども病院等の連結ベース収支構造を示しており、**図表2-29**がその連結ベース財務内容である。費用から財・サービス販売等の付随収入を控除したサービス提供純費用を州政府拠出金で賄う仕組みであり、2009年6月期における州政府拠出金は119億豪ドル（前期は109億豪ドル）であった。また、医療公営企業全体の純資産割合が65.4％であることから、必要な財源が確保され健全経営が行われていると推察できる。

ヴィクトリア州は評議会による間接統治

メルボルンを州都とするヴィクトリア州の場合、医療公営企業のガバナンス機関として評議会を設置している。**図表2-30**のとおり、各医療公営企業の評議員を任命するのは州政府保健省長官である。そして、評議会の主たる役割は、CEOをはじめとする経営執行役員の任命、事業戦略・計画・予算の承認、経営結果の監督、長期的な財政健全化確保のための指導にある。

ヴィクトリア州には公立病院が148あり、58の医療公営企業が設置されているようである。その中で最大の医療公営企業がサザンヘ

図表2-28　NSW州医療公営企業の収支構造

―2009年6月期連結ベース―　　　（単位：百万豪ドル）

	費用（資産処分損を除く）	13,841
	人件費	8,547
	所管事業体への各種補助金	958
	減価償却費	480
	リース等の金利負担	22
	その他費用	3,834
	収入（州政府拠出金以外）	1,864
	財・サービスの販売	1,378
	その他収入	486
	資産処分損益	▲64
A	サービス提供純費用	12,042
B	州政府拠出金	11,886
	経常費用拠出金	11,202
	資本拠出金	522
	その他	162
C	資産再評価損益	122
	全体収支（B+C-A）	▲34

（注）四捨五入のため合計は必ずしも一致しない
（出所）ANNUAL REPORT 2008-09 NHS HEALTHより筆者作成

図表2-29　NSW州医療公営企業の財務内容

―2009年6月期末連結ベース―　　　（百万豪ドル）

資産	11,408	(100%)	負債	3,947	(34.6%)
	現預金	774		有給休暇等職員給付引当金	2,600
	金融資産	140		リースファイナンス等借入金	267
	土地・建物	8,755		その他	1,080
	設備・医療機器等	722	純資産	7,462	(65.4%)
	インフラシステム	338		資産再評価準備金	2,112
	その他資産	679		累積基金等	5,349

（注）四捨五入のため合計は必ずしも一致しない
（出所）図表2-28に同じ

図表2-30　ヴィクトリア州医療公営企業のガバナンス

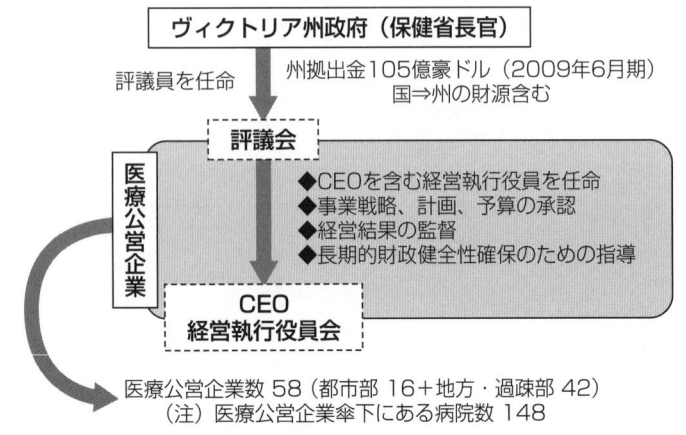

```
         ヴィクトリア州政府（保健省長官）
                  │
    評議員を任命   │ 州拠出金105億豪ドル（2009年6月期）
         │        │ 国⇒州の財源含む
         ↓        ↓
┌────────────────────────────────┐
│医         評議会                │
│療   ┌──────────────────────┐   │
│公   │◆CEOを含む経営執行役員を任命│   │
│営   │◆事業戦略、計画、予算の承認│   │
│企   │◆経営結果の監督           │   │
│業   │◆長期的財政健全性確保のための指導│
│     └──────────────────────┘   │
│           ↓                    │
│         CEO                    │
│      経営執行役員会              │
└────────────────────────────────┘

医療公営企業数 58（都市部 16＋地方・過疎部 42）
　（注）医療公営企業傘下にある病院数 148
```

Copyright© The Canon Institute for Global Studies, All Rights Reserved
(出所) ヴィクトリア州保健省 Financial report for the year ended 30 June 2009 等より筆者作成

図表2-31　ヴィクトリア州医療公営企業の施設配置の事例

(医療公営企業名) サザンヘルス

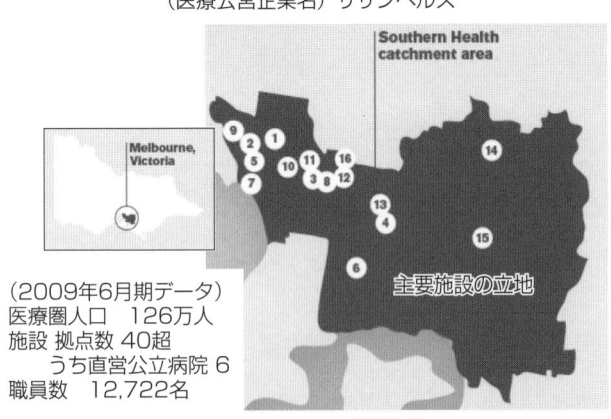

（2009年6月期データ）
医療圏人口　126万人
施設 拠点数 40超
　うち直営公立病院 6
職員数　12,722名

(出所) Southern Health Annual Report 2008/09より筆者作成

ルス（Southern Health）であり、**図表2-31**がその施設配置を示している。**図表2-32**はサザンヘルスの収支構造、**図表2-33**が財務内容である。営業費用と営業外費用を合わせた年間費用で見た事業規模は、1,057百万豪ドルである。ヴィクトリア州には、サザンヘルスに次ぐ医療公営企業として下記のとおりメルボルンヘルス（Melbourne Health）、アルフレッドヘルス（Alfred Health）、イースタンヘルス（Eastern Health）、オースティンヘルス（Austin Health）などがある。これら5つの医療公営企業であれば、医療事業体としての質量において米国のIHNと遜色なく、臨床研究・教育

図表2-32　サザンヘルスの収支構造

―2009年6月期―　　　　　　（百万豪ドル）

営業収入	1,007
州政府拠出金	828
国拠出金	31
患者自己負担収入	21
その他収入	127
営業費用	1,013
人件費	742
診療材料等消費財	160
その他費用	111
①営業損益	▲6
営業外収入	46
設備投資州政府拠出金	46
営業外費用	44
減価償却費	31
支払い金利	5
設備関連その他支出	8
②営業外損益	2
経常損益（①+②）	▲4

（出所）Southern Health Financial Statements and Notes30 June 2009より筆者作成

図表2-33　サザンヘルスの財務内容

—2009年6月期末—　　　　　　　　　　　(百万豪ドル)

総資産		973	負債	315
	現預金	40	職員給付引当金	182
	未収金	43	リース債務	77
	棚卸資産	12	その他負債	56
	有形固定資産	869	**純資産**	**658**
	無形固定資産	3	資産評価替え準備金	319
	出資金	3	特定目的準備金	4
	その他資産	3	基金	402
			繰越未処理損失	▲68

(注) 四捨五入のため合計は必ずしも一致しない
(出所) 図表2-32に同じ

機能も備えており、それぞれ自力で世界標準医療を追求できる体制にあると評価できる。

　しかしながら、ヴィクトリア州の場合、58の医療公営企業のうち42が地方・過疎部に立地する小規模なものであることが医療格差発生の温床となり問題である。なかには単独診療所のみの医療公営企業もある。これを解決するためには、NSW州のように広域医療圏単位で医療ネットワークを形成し臨床部門の質量と求心力を高める必要があると思われる。

＜ヴィクトリア州の主な医療公営企業の名称とホームページアドレス＞
①サザンヘルス（Southern Health）

　http://www.southernhealth.org.au/

　核となる医療圏人口はメルボルン都市部人口の22％にあたる89万人。加えてその圏外からも患者が来訪しており、広く見た場合の医療圏人口は126万人と推計（2008年6月時点）されている。直営6病院の病床数は2,400（急性期、亜急性期、精神科、高齢者ケアの病床合計）。サテライト施設も含めた拠点数は40を超える。職員数1万2,722名。大学研究機関であるモナッシュ・ヘルスリサーチ・プ

リシンクト（Monash Health Research Precinct）と業務提携。2009年6月期の事業規模は1,057百万豪ドルであり、その財源として医療サービスのための州政府拠出金828百万豪ドル、設備投資州政府拠出金46百万豪ドル、国拠出金31百万豪ドルが計上されている。総資産973百万豪ドルに対し純資産658百万豪ドル（同割合68％）と財務内容も良好。

② メルボルンヘルス（Melbourne Health）

http://www.mh.org.au/

ロイヤルメルボルン病院、ノースウェスタン精神科病院、ノースウェスト腎不全施設等を核に地域医療ネットワークを形成。メルボルン大学と関係が深く共同研究等を行っている。職員数約8,000名（常勤換算職員数5,608名）。2009年6月期の事業規模749百万豪ドル、総資産662百万豪ドル、純資産472百万豪ドル（同割合71％）。

③ アルフレッドヘルス（Alfred Health）

http://www.alfred.org.au/

メルボルンの南東部地域を担当。直営病院は3。そのうち中核病院であるアルフレッド病院は、全国レベルの高度医療センター機能と臨床教育機能を有する。臨床研究・教育機関としてアルフレッド・メディカルリサーチ・アンド・エデュケーション・プリシンクト（Alfred Medical Research & Education Precinct）をモナッシュ大学やバーネット研究所などと業務提携により設置。2009年時点の常勤換算職員数は4,869名。2009年6月期の事業規模739百万豪ドル、総資産852百万豪ドル、純資産612百万豪ドル（同割合72％）。

④ イースタンヘルス（Eastern Health）

http://www.easternhealth.org.au/

医療圏人口約80万人の地域に50を超える施設拠点（うち直営公立病院4）を配置し、急性期から在宅ケア、アルコール依存症治療に至るまでの医療サービスを提供する地域医療ネットワークを形成。職員数約8,000名。2009年6月期の事業規模589百万豪ドル。総資産

589百万豪ドル、純資産434百万豪ドル（同割合74％）。

⑤オースティンヘルス（Austin Health）

http://www.austin.org.au/

担当医療圏はメルボルン北東部。オースティン病院、ハイデルベルク・リパトリエーション（Heidelberg Repatriation）病院、ロイヤル・タルボット（Royal Talbot）リハビリテーションセンターの3施設を核に地域医療ネットワークを形成。癌、肝移植、脊柱損傷、脳神経等の臨床研究では世界レベルの評価を得ている。著名な元歌手オリビア・ニュートン・ジョンの募金活動により世界最先端の癌研究治療センターを建設予定。2009年時点の職員数6,402名。2009年6月期の事業規模604百万豪ドル。総資産1,191百万豪ドル、純資産993百万豪ドル（同割合83％）。

⑥デンタル・ヘルスサービス・ヴィクトリア（Dental Health Service Victoria）

http://www.dhsv.org.au/

メルボルン・ロイヤル歯科病院に加えて50以上のコミュニティ医療機関から歯科サービスを購入することによりヴィクトリア州全域で歯科医療サービスを提供している医療公営企業。2009年6月時点の職員数563名（常勤換算403名）。2009年6月期の事業規模136百万豪ドル。総資産112百万豪ドル、純資産95百万豪ドル（同割合85％）。

⑦アルパインヘルス（Alpine Health）

http://www.alpinehealth.org.au/

ヴィクトリア州の過疎地アルパインシャーを医療圏とする小規模医療公営企業。2009年6月期の事業規模20百万豪ドル。総資産41百万豪ドル、純資産32百万豪ドル（同割合78％）。

公立病院評価情報を提供

わが国がオーストラリアから学ぶべきことの例として、国民に公

立病院評価情報を積極的に提供している点があげられる。この公立病院評価情報提供を担当しているのは州政府である。例えばヴィクトリア州の場合、「Your hospitals」というタイトルで6カ月ごとに報告書を作成、WEB上（http://www.health.vic.gov.au/yourhospitals/）で公開している。その目的は、同州医療行政の4つの目標である「Elective surgery（急を要しない手術）の待機期間を短縮して人々を迅速に治療する」、「患者の経験を改善するためにコミュニケーションを向上させる」、「病気を予防することにより回避可能な入院を減少させる」、「医療専門人材に投資する」を実現することにある。

2009年7月〜12月の期間の「Your hospitals」報告書では、49頁の中で州民が関心を持っている医療関連情報がグラフ等を使って平易に解説されている。まず第1章では、公立病院の入院患者数、公立病院傘下の専門医クリニックでの患者数、通常の集中治療室と小児集中治療室の患者数、癌対策アクションプランの成果報告、国の医療改革の解説が行われている。第2章では、救急部門に来た患者の緊急度別分類データ、緊急度の高かった患者が迅速に治療を受けることができたか否かの評価データ等を記載、州民に対し救急医療の適切な利用を呼び掛けている。第3章は、医療へのアクセスの評価判断材料になっているエレクティブ・サージェリー（Elective surgery）についてである。エレクティブ・サージェリーの定義は、「患者の主治医が、必要であるが少なくとも24時間は先延ばしてもかまわないと判断した手術」である。ちなみに、国が定めたベンチマークではエレクティブ・サージェリー対象患者を3分類し、30日以内に手術を必要とする患者については30日以内に100％完了することを求めている。緊急度の高い癌患者がこれに該当する。90日以内に手術を必要とする患者については90日以内に80％完了することが目標になっている。典型例は腰や膝の置換術である。そして365日以内に手術が必要とされる患者の同ベンチマークは365日以内90％とされている。人口増加と高齢化の進展によりエレクティブ・サージェ

リー対象患者は増え続けている。これらの患者の待機期間を短縮するためには公立病院の患者受け入れ体制を拡充する必要があり、ヴィクトリア州政府も具体策を公約し遂行状況を報告している。第4章は、歯科医療のアクセスに関するデータが記載されている。

そして「Your hospitals」報告書の最後には、本文で解説されたデータが公立病院別に示され、個々の公立病院の経営努力の比較ができるようになっている。これらのデータは6カ月ごとに更新され続けるわけであるから、州民は自らの医療へのアクセスがどの程度改善しているか否かを知ることができる。わが国においても、このように人々に医療制度に関わる情報を常日頃から提供する仕組みは、医療改革を国民に理解してもらうインフラとして必須のように思われる。

次なる医療改革案の概要と課題

前述のとおり、オーストラリアの医療制度は、他の先進諸国と比べた場合、比較的上手く運営されていると評価できる。しかしながら、財源確保の責任や結果に対する説明責任のあり方が国、州政府、自治体といった異なるレベルの政府間で複雑に錯綜している部分もあり、利害関係者の間で医療へのアクセスと公平性を向上させるための更なる改革が必要との点で意見の一致を見た。そこで、16カ月間の議論を経て2009年6月に「最終報告書：すべてのオーストラリア国民のためのより健康な未来」が発表された。この報告書には、医療へのアクセスと公平性を向上させるための原則として、次の5つが掲げられていた。

①アボリジニ人と群島住民の医療のアウトカムを改善する。
②重篤な精神疾患者のケアを向上させる。
③地方・過疎地域の人々をサポートする。
④歯科医療へのアクセスを改善する（3分の1の国民が費用負担を

理由に歯科受診を躊躇しており、公立の歯科治療待機患者数が65万人を超えている)。
⑤質の高い医療へのタイムリーなアクセスを公立病院で実現する（特に救急医療と手術に対するアクセスを改善する）。

また、上記を実現するための"医療システム"（コンピュータのことではなく医療制度全体を示す概念）設計の考え方として、予防・早期治療に注力する、慢性病患者や高齢患者のニーズに応えるため多分野にわたるプライマリケアサービスを統合する、将来世代のために医療システムそのものが機敏に積極的に自己変革するような仕組みを創造する、といった点が力説されていた。そして、これらの目標を実現するために「メディケア・セレクト」(Medicare Select)と名付けた新しい医療システム・ガバナンスモデルが提案されていた。

このメディケア・セレクトの下では、国が医療財源の単一の拠出者になること、国民に医療プランの選択肢を提供すること（医療の利用と負担のバランスを加入者が選択する仕組みを取り入れた医療保険制度をイメージ）、医療分野に国が追加資金を投入するが、その財源は医療分野以外の国⇒州政府の拠出金を削減して賄う、といった考え方が盛り込まれていた。しかし、実務上はさまざまな問題があると思われるので、国主導でメディケア・セレクトの設計、給付、リスク、実行可能性について約2年間検証することとされた。

そして、ラッド首相が2010年3月3日に発表したのが、その医療改革政府案である。偶然にも筆者は3月3日にニューサウスウェールズ大学でジェフリー・ブライスウェイト教授の医療制度研究チームと意見交換するためにシドニーに滞在していた。そして、このラッド首相の演説後にその詳細を記した3つの報告書が政府から公表された。

①「オーストラリアの将来ための全国の医療と病院ネットワーク」
　(A National Health and Hospitals Network for Australia's Future)

②「全国の医療と病院ネットワーク:オーストラリアの医療における将来投資」

(A National Health and Hospitals Network :Future Investments in Australia's Health)

③「オーストラリアの将来のための全国の医療と病院ネットワーク:より良い医療と病院を提供する」

(A National Health and Hospitals Network for Australia's Future – Delivering better health and better hospitals)

> (注) 3報告書とも次のオーストラリア政府WEBアドレスから入手することができる。
> http://www.yourhealth.gov.au/internet/yourhealth/publishing.nsf/content/home

医療改革政府案の内容は多岐にわたるが、その要点を列挙すれば次のとおりである。

◆連邦政府が公立病院に診療報酬の主要部分を直接支払う仕組みに変更する。そのために公立病院が提供している医療サービスについて効率的価格を設定する。効率的価格とは、地域事情や患者重症度がコストに与える影響を反映させた上で、その医療サービスを効率的に提供したと仮定した場合にかかる医療コストのことである。効率的価格決定機関としてインディペンデント・ホスピタル・プライシング・オーソリティ(The Independent Hospital Pricing Authority:略称IHPA)を設置する。そして、連邦政府は、公立病院が提供した医療サービスの効率的価格の60%、公立病院における設備投資、研究、訓練のための費用の60%を公立病院に支払う。また、プライマリーケアと高齢者ケアについては連邦政府が財源を全額負担する。

◆地域ごとの医療ニーズにより適切に対応する医療提供体制を構築するために、地方病院ネットワークという仕組みを創設する。地方病院ネットワークは、地域単位で組成される少数の公

立病院グループであり、一定範囲の医療サービス提供と予算執行管理の責任を担う。これにより、財源は国が責任を持ち、医療サービス提供は地域が責任を持つ仕組みが整う。現在の医療提供体制は州によりさまざまである。ある州では小地域ごとに運営を任せているが、広域医療圏ごとに医療公営企業を設置して権限集中型事業モデルで運営している州もある。新しい地方病院ネットワーク制度の下では、1病院から4病院でネットワークを組成することを想定している。こうすることで、各公立病院事業体が無駄を排し可能な限り効率的に医療サービスを提供するインセンティブを与える。なお、地方病院ネットワークの事務スタッフ人員は既存の公立病院管理組織から確保することを原則とし、お役所仕事の純増を防止する。

◆メディケア・ローカルズ（Medicare Locals）という名称の独立したプライマリーケア組織を設置する。メディケア・ローカルズは、地方病院ネットワークと密接に協働しプライマリーケアと病院サービスがより統合されるように努める。これにより、患者が必要とする医療サービスが継ぎ目なく提供されるワンストップショップを目指す。

◆国民が地域医療や病院サービスのパフォーマンスを比較評価できるように、新しいより高いレベルの全国標準を設定する。定期的にパフォーマンス評価報告書を作成することにより、すべての地方病院ネットワーク、その構成員であるすべての公立病院、すべての民間病院のパフォーマンスを見えるようにする。連邦政府は、この全国標準に加えて、プライマリーケア、公衆衛生、福祉等に関する指標も作成する。このパフォーマンス評価の仕組みにより医療提供者たちが改善努力を継続するカルチャーを醸成する。

◆公立病院による医療サービス提供の合意契約は地方病院ネットワークと州政府の間で締結される。一方連邦政府は、研究、教

育、過疎地の政策医療費といった医療システム全体に関わるテーマに必要とされる財源を州政府に支払う。州政府は、州内の医療機関が全国標準を達成することに責任を持つ。

◆慢性病対策を強化する。タバコの税率を引き上げ、禁煙キャンペーンをこれまで以上に実施する。また、糖尿病の予防や疾病管理に尽力する。

◆すべての国民に対して、もし本人が望むならば自らの電子診療録をコントロールできる仕組みを提供する。これにより、患者が医療提供者間をよりスムーズに移動することが可能となり、無駄な医療が防止され、患者はより良いより安全な医療を受けることができる。

◆この改革が掲げる目標と現状のギャップを解消するために、連邦政府は追加投資財源として7,332百万豪ドルを拠出する。その主な使途は次のとおりである。

＊病院に3,546百万豪ドル⇒病床数の増加、救急医療部門の強化、エレクティブ・サージェリー（Elective surgery：患者の主治医が、必要であるが少なくとも24時間は先延ばししてもかまわないと判断した手術）の待機期間の短縮。

＊プライマリーケアに1,221百万豪ドル⇒コミュニティにおいて質の高い統合された医療が提供される体制を作り公立病院が受けているプレッシャーを緩和する。

＊人材確保に1,174百万豪ドル⇒医療ニーズの増大と共に必要とされる医師、看護師、その他医療専門人材を全国で確保する。

＊高齢者ケアに533百万豪ドル⇒高齢者ケアのための施設と病床を増やす。

＊精神科医療に123百万豪ドル⇒若年者の精神科医療へのアクセスを改善するなど、精神科医療のインフラ整備。

＊e-Healthに467百万豪ドル⇒電子診療録を個人が管理するシステムを構築。

＊禁煙対策に260万豪ドル。
＊全国標準作成とパフォーマンス管理に266百万豪ドル。

　上記のとおり、この政府医療改革案は今後も増加が続く医療必要財源の大半を連邦政府が負担するというものであり、各州政府がこぞって支持しそうな仕組みに思える。しかし、実際には州政府や公立病院経営陣からの反発が予想されており、ラッド首相は3月3日の演説時に「この政府医療改革案に州政府が反対するようであれば次の総選挙の争点にする」と付け加えていた。

　医療改革を巡る連邦政府と州政府の間の最大の争点は、これまで州政府が握っていた公立病院に対する権限が実質的に連邦政府に移管されることに対する懸念にある。これは州政府の自治権を最優先してきた連邦制度の修正になりかねないからである。また、**図表2-34**のとおり、政府医療改革案をそのまま実施した場合、地方病院ネットワークより広い医療圏で現在事業展開している大規模医療公営企業が分割されることが示唆されている。しかし、前述のとおり、NSW州やヴィクトリア州では事業規模の大きい医療公営企業が統合ヘルスケアネットワーク（IHN）を形成することで、世界標準の医療サービスの提供、臨床研究・教育、医療専門人材育成に重要な役割を果たしている。医療サービスの国際競争の時代が到来していることを考えれば、既存の大規模医療公営企業を成長させる政策こそが求められる。また、6月にラッド首相が辞任しギラード氏が新しい首相に選出された。したがって、政府医療改革案は一部修正が行われる可能性が高いように思われる。

図表2-34 医療・病院ネットワークにおける役割と責任

—2010年3月に発表された政府提案—

公立病院に関連した提案内容	地方病院ネットワーク	地域（現在の医療公営企業レベル）	州政府	国
効率的価格を設定し、医療サービスごとの価格の60％、設備投資その他費用の60％を支払う				◆
効率的価格を超えた費用を含む残余の費用を支払う			◆	
設備投資計画策定と経営管理			◆	
設備の所有			◆	
パフォーマンス尺度と目標の設定				◆
標準の設定、ガイドライン、質と安全、国全体の臨床に関わるリーダーシップ				◆
医療サービスに対する国からの財源受領	◆			
病院の人員計画			◆	◆
パフォーマンス管理と改善			◆	
事業活動、医療サービス構成、高度な専門医療の提供に関する地域合意	◆		◆	
施設間のサービスを提供	◆			
労使交渉			◆	
調達	◆		◆	
人事、給与などの事業運営サービス	◆			
経常予算の管理	◆			
地域で臨床ガイドラインやパスウェイを実施	◆			

（出所）Australian Government, March 2010, A NATIONAL HEALTH AND HOSPITALS NETWORK FOR AUSTRALIA'S FUTURE, page 65の表を筆者翻訳

第3章

経済成長のエンジンであり続ける米国の医療産業

第1節 オバマ大統領の医療改革

医療改革に無保険者たちが反対した理由

　オバマ大統領の医療改革が幾度かの廃案の危機を乗り越え、2010年3月に成立した。無保険者削減のための歳出増を懸念して連邦議会の中にオバマ案に反対する議員がたくさんいたことは理解できる。しかし、無保険者たちがホワイトハウス前で医療改革反対を叫んでいるニュースを見て奇異に感じた日本人が多かったのではないかと思われる。これを理解するには、米国の医療保険制度の基本的枠組みを知る必要がある。

　米国の場合、65歳以上高齢者のための公的医療保険（メディケア）、65歳未満現役世代が自主的に加入する民間医療保険、貧困者救済のための公的医療保険（メディケイド）が医療保障の柱になっている。65歳以上高齢者はメディケアまたはメディケイドのいずれかでカバーされるため皆保険に近い状況にあり、無保険者の割合は1.7％（2008年）である。これに対して65歳未満の場合、受給資格要件に該当するほどの困窮者でなければメディケイドからの保護を受けることができず、雇用主が保険料の大部分を負担する団体医療保険の給付を受けるか、自分で個人医療保険に加入しない限り無保険者となる。そして、この無保険者の数が年々増加を続け、約4,700万人に達し、社会不安の原因の一つになっていることから、オバマ大統領が無保険者を約3,200万人削減する医療改革案を提示したのである。

　しかし、**図表3-1**を見ると、世帯収入が5万ドル〜7万5,000ド

図表3-1　医療無保険者の世帯収入階層別構成

世帯収入レベルの区分		人口(千人) ①	医療無保険者数	
			(千人) ②	②÷①
世帯収入階層別(ドル)	25,000未満	55,856	13,933	24.9%
	25,000〜49,999	72,582	15,319	21.1%
	50,000〜74,999	58,555	8,459	14.4%
	75,000以上	109,831	9,283	8.5%
合計		296,824	46,995	15.8%
貧困者所得基準	未満	36,464	11,523	31.6%
	以上	260,360	35,472	13.6%

(注) 四捨五入のため合計は必ずしも一致しない
(出所) U.S. Census Bureau (2009) より作成

ル未満の無保険者が846万人、7万5,000ドル以上の無保険者が928万人もいる。彼らは、医療保険料の負担資力があるにもかかわらず医療保険料の支払いを嫌い、自ら無保険者になることを選択した人々である。一方、世帯収入が5万ドル未満の無保険者の多くは、従業員に医療保険を給付していない中小事業者に雇われている人々である。このように資力がありながら医療保険加入を拒否している人々と従業員に医療保険を提供していない中小事業者は、"医療制度のフリーライダー"と呼ばれている。医療保険を通じて相互扶助の社会的コストを負担することから逃げているからである。オバマ大統領の医療改革は、連邦政府の支援のもと資力のある個人に医療保険加入を義務付け、中小事業者に従業員に対する団体医療保険給付を義務付けるものである。これに反対するフリーライダーたちがホワイトハウスの前で抗議行動を繰り返したのである。

米国企業にとって医療費増加は大問題ではない

2009年にGMが経営破綻した理由の1つとして従業員及び退職者

のための医療費負担があったために、医療費増加が米国企業の国際競争力喪失の元凶のような報道が繰り返された。しかし、GMの医療費負担が過大であったのは、"キャデラックプラン"と呼ばれる給付内容が非常にリッチな医療保険を提供していたからであり、GM経営陣の判断ミスにすぎない。なぜなら、**図表3-2**のとおり、2000年から2010年の期間における米国企業の人件費増加要因のうち、医療費が占める割合は13.6%にすぎないからである。

また、**図表3-3**のとおり、医療費全体に占める企業拠出の割合は、1988年の26%から2008年23%へと低下している。わが国の場合、健康保険料は原則労使折半であるが、米国では1980年代前半まで100%雇用主負担というリッチな団体医療保険を従業員に提供する企業が多かった。しかし、医療費膨張が止まらなかったため、団体医療保険料に占める企業拠出割合を引き下げることについて労使交渉を行い、1988年76.1%⇒2008年69.8%と低下させることに成功

図表3-2 米国企業の1時間あたり人件費の増加要因

(単位:ドル)

		2000年 ①	2010年 ②	増加額 ②-①	増加額構成比
1時間あたり人件費		19.85	27.73	7.88	100%
	現金支給額	14.49	19.58	5.09	64.6%
	企業福祉給付コスト	5.36	8.15	2.79	35.4%
	医療費	1.33	2.40	1.07	13.6%
	団体医療保険	1.09	2.08	0.99	12.6%
	メディケア	0.24	0.32	0.08	1.0%
	年金等貯蓄	1.56	2.28	0.72	9.1%
	失業保険+労災保険	0.46	0.64	0.18	2.3%
	その他	2.01	2.83	0.82	10.4%

(注) 各年とも3月実績。企業福祉給付コストは雇用主負担部分のみで従業員負担は現金給付額に含まれる。団体医療保険は従業員本人と家族のための医療保障。メディケアは障害者と65歳以上高齢者の医療財源を現役世代が労使折半で負担する制度で2010年の保険料率は2.9%。四捨五入のため合計は必ずしも一致しない。
(出所) 米国労働省Employee Costs For Employee Compensationより筆者作成

図表3-3　米国企業の医療費負担割合の推移

		1988	2000	2007	2008
医療費全体に占める企業拠出の割合		26%	27%	24%	23%
（参考）	政府拠出の割合	29%	35%	40%	42%
	家計拠出の割合	40%	34%	31%	31%
	その他民間財源の割合	5%	4%	4%	3%
団体医療保険料に占める企業拠出の割合		76.1%	74.7%	71.0%	69.8%

（注）上記医療費は対人医療サービスのみであり、医療のための研究・設備投資費用は含めずに計算。四捨五入のため合計は必ずしも一致しない。
（出所）米国保健省Sponsors of Health Care Costs: Business, Households, and Governments, 1987-2008より筆者作成

している。この間、医療費全体に占める家計拠出の割合も20年間で40％から31％に9ポイント低下、その肩代わりを政府が行った結果、政府拠出割合が29％から42％に13ポイントも高まったのである。

不況下でも新規雇用を創り続ける医療サービス産業

米国保健省の「国民医療費予測2009-2019」によれば、米国の国民医療費は2009年の2兆4,722億ドルから2019年には4兆4,827億ドルに達する。この間の平均増加率は6.1％である。一方、同期間における名目GDPの平均成長率は5％である。その結果、国民医療費が名目GDPに占める割合は、2009年の17.3％から19.3％に高まると予想されている。

このように米国の国民医療費が名目GDPを上回るスピードで増加を続ける最大の理由は、一人あたり医療費の増加率が高いことにある。その背景には、米国では技術進歩で生み出された新しい医療サービスの臨床導入が早いことに加え、医療関連価格の決定を原則市場に任せていることが必ずしも有効に機能していないという事情があると筆者は考えている。ちなみに上記予測によれば、一人あた

り医療費は2009年8,047ドル⇒2019年1万3,387ドルと年率5.2%で増える。同期間の医療物価指数の増加率は年率3.3%である。一方、この間に65歳以上高齢者の割合は2009年12.8%⇒2019年15.5%と2.7ポイント上昇するにすぎず、高齢化が医療費増加に与える影響は小さい。したがって、一人あたり医療費の増加率5.2%と医療費物価指数増加率3.3%の差1.9ポイントの大部分は技術進歩要因と考えることができる。

このように米国が医療技術進歩で世界の先頭を走り続けていることが医療費増加をもたらしていることは事実だが、それにより世界中から医師、研究者、患者が集まり、医薬品産業や医療機器産業の国際競争力を高めているプラス効果も大きい。本章第4節で紹介するように、米国の大学やブランド医療事業体は今や医学部・病院そのものを直接輸出している。そもそも国民医療費が名目GDPに占める割合の最適値を決める理論など存在しない。この割合は、国民全体の消費行動の結果にすぎない。重要なことは、国民医療費が名目GDPに占める割合がどのような水準であろうと、その国の医療制度が国民から信頼され持続可能なものであるかどうかである。この観点から日米比較すると、日本では地域医療と保険者が崩壊し始めているのに対し、米国では各地域医療圏でIHNが経済成長のエンジンになっていることから分かるように、名目GDP比で米国の半分しか医療費を使っていないわが国の医療制度の方が脆弱である。

そして、医療費増加の最大のプラス効果は雇用創出である。**図表3-4**のとおり、米国の（非農業）雇用者数は、1999年の1億3,053万人から2009年1億2,959万人へと94万人減少した。その内訳を見ると、政府部門が194万人増加に対して民間部門が289万人減少である。民間部門減少の主因は製造業で574万人も減少したことにある。しかし、医療の雇用者数は同じ10年間に289万人増えている。これは、医療以外の民間部門雇用者数減少のちょうど半分を医療が埋めたことを意味する。医療分野で雇用者数増加が著しいのは、在宅ケ

図表3-4　米国の（非農業）雇用者数の推移

		1999年末	2009年末		10年間の増減	
		人数 (千人) ①	人数 (千人) ②	構成比 (%)	人数 (千人) ②－①	倍率 ②÷①
（非農業）雇用者数		130,532	129,588	100	▲944	0.99
	民間	109,992	107,107	82.7	▲2,885	0.97
	医療	10,755	13,641	10.5	2,885	1.27
	病院	3,939	4,694	3.6	755	1.19
	介護施設	1,505	1,648	1.3	143	1.09
	介助居住施設	1,047	1,451	1.1	404	1.39
	在宅ケア	632	1,051	0.8	419	1.66
	医師オフィス	1,809	2,307	1.8	498	1.28
	外来ケアセンター	380	546	0.4	166	1.44
	その他	1,443	1,944	1.5	501	1.35
	教育	2,351	3,107	2.4	757	1.32
	金融	7,675	7,657	5.9	▲18	1.00
	製造業	17,277	11,534	8.9	▲5,743	0.67
	自動車	1,319	652	0.5	▲667	0.49
	自動車以外	15,958	10,882	8.4	▲5,076	0.68
	その他	71,934	71,168	54.9	▲766	0.99
	政府	20,540	22,481	17.3	1,941	1.09
	連邦政府	2,771	2,824	2.2	53	1.02
	郵便事業	890	664	0.5	▲226	0.75
	郵便事業以外	1,881	2,160	1.7	279	1.15
	州政府、自治体	17,769	19,657	15.2	1,888	1.11
	教育	9,259	10,424	8.0	1,165	1.13
	教育以外	8,510	9,233	7.1	724	1.09

（出所）米国労働省ホームページ公表データより筆者作成
http://www.bls.gov/webapps/legacy/cesbtab1.htm

ア、外来ケアセンター、介助居住施設であり、患者が病院の外にシフトする傾向を反映している。

　この医療の雇用創出力は不況期に一層際立つ。**図表3-5**は、リ

図表3-5　リーマンショック以降の民間雇用者数の月次ベース増減推移

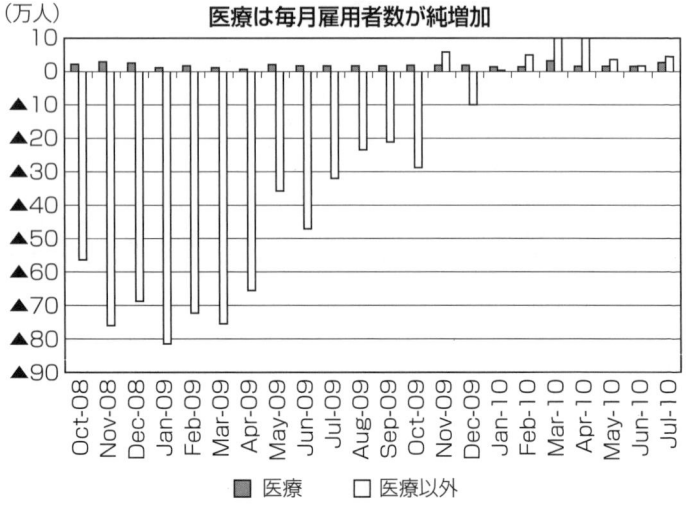

医療は毎月雇用者数が純増加

（縦軸：万人、10から▲90まで。横軸：Oct-08からJul-10まで。凡例：■ 医療　□ 医療以外）

Copyright© The Canon Institute for Global Studies, All Rights Reserved
（出所）図表3-4に同じ

ーマンショック直後の2008年10月から2010年7月までの民間雇用者数の月次ベース増減推移を医療と医療以外で示したものである。医療の雇用者数は月次で見ても一度も減少することなく着実に増加を続けている。

医療改革の重要ポイント

オバマ大統領が2010年3月22日に署名した医療改革法の重点目標は、医療保険へのアクセス改善、医療費抑制、医療提供体制改革の3つである。新法の施行は、2010年から2019年の10年間をかけて行われる。その間のコストは、議会予算局によれば9,400億ドルである。したがって、実際に無保険者がどのくらい減少するか、景気や財政の動向などによって試行錯誤しながら進められると思われ、現

時点でオバマ大統領の医療改革の評価をするのは難しい。そこで、オバマ政権が国民に医療改革法を説明するために開設しているWEBサイト（http://www.healthcare.gov/law/introduction/index.html）から医療改革の重要ポイントを列挙すれば次のとおりである。

①メディケア基金の枯渇が心配されていたが、新法の医療費抑制、不正請求防止等の効果により、枯渇時期を少なくとも2029年まで先送りすることができる。メディケアに対する不正請求防止の仕組みを作るために10年間で350百万ドル投資する。まず、2012年までに不正請求を半減させる。

②新しい「既往症のある人々のための医療保険」(Pre-Existing Condition Insurance Plan：略称PCIP)を創る。これは、既往症のため保険加入を拒否された人々のために国または州政府が医療保険を提供するものである。その給付内容は、既往症のための医療費も含む包括的なものである。保険料は、健康状態に左右されない。ただし、居住地域によって医療費に格差があるため保険料も異なる。例えば、50歳の場合の保険料は320ドル～570ドルが想定されている。

③2010年9月から未婚の被扶養者は26歳になるまで親の医療保険に留まることができるようにする。ただし、26歳未満の被扶養者が自分の仕事の関係で医療保険を得ていた場合などは除く。

④早期退職した人の場合、65歳になってメディケア受給者となるまでは病気になって貯蓄を失うリスクがある。一方、元の雇用主は早期退職した人にまで医療保険を提供すれば競争力を失いかねない。そこで、早期退職者に医療保険を提供する雇用主を補助するプログラムを創る。

⑤従業員数が25名未満の零細事業者が団体医療保険を提供した場合、その保険料の最大35％（非営利組織の場合25％）の税額控除を認める。

⑥医療保険の中には医療給付の生涯上限額が設定されているものがあり、1億人以上の国民がそのような医療保険に加入している。この生涯上限額設定を禁止する。例えば、家族全体の医療給付生涯上限額が100万ドルと設定されている場合、子どもが白血病になって化学療法、集中治療、骨髄移植を受けることになれば、すぐに上限の100万ドルに達してしまう。そのため、親は子どもが骨髄移植を受ける際に病院から50万ドルの保証金差し入れを要求されたりしている。

⑦年間給付上限額を設定している医療保険については2014年までにその上限額設定を廃止させる。年間給付上限額は生涯上限額ほど一般化していないが、この給付制限のために癌患者などが貯蓄を使い果たすリスクに晒されている。

⑧公的処方薬費用保険であるメディケア・パートDの加入者が"Donut Hole：ドーナツの穴"に落ち込んだ場合、処方薬代を半額にする。このドーナツの穴と呼ばれる現象を2010年のデータで説明すると次のようなものである。本年の処方薬費用の最初の310ドルは患者が全額負担する。310ドルから2,830ドルの間の処方薬費用については75％を保険者、25％を患者が負担する。しかし、処方薬費用が2,830ドルを超えると自己負担累計額が4,550ドルになるまで患者が100％負担しなければならない。

⑨医療保険会社に対して予防サービス給付を義務付ける。公的医療保険であるメディケアにおいても年1回の健康状態チェックと一定範囲の予防サービスを無料で提供する。

⑩医療保険会社の保険料引き上げに合理性がない場合の州政府による規制を強化する仕組みを構築する。

⑪医療保険取引所を2014年に設置する。その機能は、個人が医療保険加入を希望したり、零細雇用主が従業員のために団体医療保険購入を望んだ時に、給付内容と保険料水準が適切な医療保険を選べるようにすることである。

⑫医療提供システムの統合を促進する。医師たちが「Accountable Care Organizations：説明責任を果たす医療提供組織」を組成することにインセンティブを付与する。これらの医師グループに期待することは、ケア提供で調整し合い、質を向上させ、予防に注力して不必要な入院を減らすことである。医師グループが医療の質向上とコスト節約を達成した場合にその節約額を配分する仕組みを2012年1月までに創る。

⑬メディケアの診療報酬に「一括束ね方式」を導入する。病院、医師、その他医療提供事業者が患者ケアの調整と質向上のために協力し合うことを促進する仕組みに関するパイロットプログラムを設置する。現在の診療報酬支払い制度では、一人の患者のケアに携わった病院、医師、その他医療提供事業者に対してバラバラに料金設定し別々に支払っている。しかし、一括束ね方式の下では、一人の患者に関する診療報酬全体を1件として定額を支払うことにする。これによって医療費が節約された場合には、その節約額を当該医療グループと保険者であるメディケアの間で配分する。

⑭医療改革に必要な財源確保は、メディケアの診療報酬を引き下げる、高所得者に対するメディケア税を引き上げる、医薬品・医療機器・臨床検査・医療保険の各産業に対して年間フィーを課税する、給付内容が手厚く保険料が高い医療保険（キャデラックプラン）に課税する、等の方法で行う。

第2節 進化を続けるIHNセンタラヘルスケア

IHN経営力評価ランキングで第1位となったセンタラヘルスケア

　米国の地域医療経営のガバナンスの最大の特徴は、IHN（Integrated Healthcare Network：統合ヘルスケアネットワーク）と呼ばれる医療事業体が中心的役割を果たしている点にある。第1章でも述べたとおり、IHNとは、急性期病院を核に亜急性期、リハビリ、外来、日帰り手術、検査、在宅ケアといった異なる機能を担う医療事業体が垂直統合し、地域住民に対して必要な医療を継ぎ目なく効率的に提供する地域医療ネットワークのことである。

　SDI社（http://www.sdihealth.com/）調査によれば、米国全体のIHN数は2010年現在593である。人口が3億人を超える米国の病院数は5,815（2008年データ）であり、そのうちIHN形成で重要な役割を果たしている民間非営利病院と公立病院の数は、各々2,923病院、1,105病院である。したがって、593のIHNのうち約4分の3が民間非営利病院IHNであると推定される。つまり、米国の地域医療の担い手の中心は民間非営利病院IHNなのであり、そのガバナンスと経営戦略、収支構造を学ぶことは、医療が米国経済成長における最大のエンジンとなっているメカニズムを理解する上で重要である。

　米国の民間非営利病院IHNを調査研究する上で最高のフィールドは、センタラヘルスケア（http://www.sentara.com/Pages/default.aspx）である。なぜならセンタラヘルスケアは、SDI社のIHN経営

力評価ランキングで2010年に第1位に輝いた医療事業体であると同時に、2000年以降米国のIHNを調査してきた筆者の知る限り、外部研究者に対して経営情報を信じられないほどオープンに開示してくれる唯一のIHNだからである。

地域住民によるガバナンス

センタラヘルスケアの主たる医療圏は、バージニア州ノーフォークを中心に半径約120kmの地域であり、ノースカロライナ州北東部を含む。人口約200万人の医療圏に、病院8に加え外来、リハビリ、介護、画像診断などのサテライト施設100以上を配置し、地域医療保険会社も有している。常勤職員と非常勤職員を合わせた2010年現在の職員数は約2万人であり、民間では地域最大の雇用主である。**図表3-6**がそのガバナンス構造を示しており、ポイントは次のとおりである。

◆センタラヘルスケア・コーポレート（Sentara Healthcare Corporate）は、センタラヘルスケア全体の親会社機能を有する非営利会社である。この親会社のガバナンスを担う理事会は17名で構成、うち16名が地域住民代表、残り1名が最高経営執行責任者であるCEOとなっている。地域住民代表理事は全員非常勤・無報酬であり、医療経営専門家であるCEOに経営委任している。

◆理事選考は地元有力者の集まりである評議員会が設置する委員会で行われる。

◆州法に基づき、医療セーフティネット機能を担い慈善医療を提供することを交換条件に法人税、固定資産税の非課税優遇を受けている。後述する公立病院IHNと異なり、州政府や自治体から補助金をもらわないかわりに役員人事等の経営介入も受けない。

図表3-6 米国の民間非営利病院IHNのガバナンス

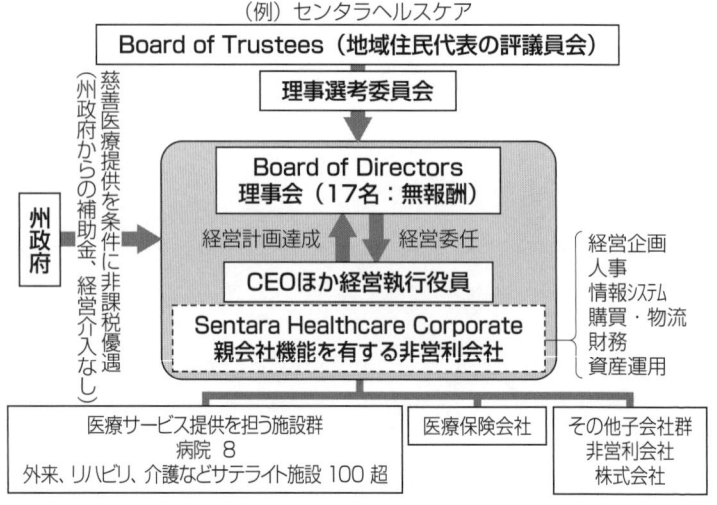

（例）センタラヘルスケア

Board of Trustees（地域住民代表の評議員会）

理事選考委員会

Board of Directors
理事会（17名：無報酬）

経営計画達成 ⇅ 経営委任

CEOほか経営執行役員

Sentara Healthcare Corporate
親会社機能を有する非営利会社

州政府 →（慈善医療提供を条件に非課税優遇（州政府からの補助金、経営介入なし））

経営企画
人事
情報システム
購買・物流
財務
資産運用

医療サービス提供を担う施設群
病院 8
外来、リハビリ、介護などサテライト施設 100 超

医療保険会社

その他子会社群
非営利会社
株式会社

Copyright© The Canon Institute for Global Studies, All Rights Reserved
（出所）Sentara Healthcare 提供資料より筆者作成

つまり、民間非営利病院IHNのガバナンスは完全に地域住民に委ねられている。この民間非営利病院IHNと公立病院IHNの違いは、例えばIHNが経営危機に陥り、他に売却された時に鮮明になる。すなわち、仮に公立病院IHNを民間譲渡した場合の売却代金は設置者であった州政府・自治体に入る。これに対して、民間非営利病院IHNの場合は、売却代金を基本財産にした財団が設立されることになる。あくまで民間非営利病院IHNは地域住民の共有財産であり、その売却代金は地域住民に帰属しており、その使い道は地域住民自身が決定すべきことだからである。

センタラヘルスケアの収支構造

米国の医療提供体制においてIHNが本格的に台頭し始めたのは

1994年以降である。その当時多くのIHNが医療保険子会社を併せて経営することを試みたが、保険部門と医療提供部門の利害調整が意外と難しく、その調整マネジメントに成功したIHNのみが現在でも医療保険子会社を有している。センタラヘルスケアはそのうちの一つであり、医療保険子会社を併営している。また、永年健全経営を続けてきた民間非営利病院同士が経営統合することで形成されたIHNはキャッシュリッチであり、余剰資金の運用を積極的に行うことにより、将来の設備投資に備えている。したがって、センタラヘルスケアの収支構造は、医療機関、保険会社、資産運用会社の3つが合体した仕組みになっている。**図表3-7**がその収支構造、**図表3-8**が財務内容であり、次の点が重要である。

- ◆営業損益に反映されているのは医療提供部門と医療保険部門であり、これに資産運用部門を加えたものが経常損益になっている。

- ◆医療保険子会社の保険加入者がセンタラヘルスケアで受診した場合の医療費は医療保険子会社が支払うことになるため、その給付額は営業費用に含まれている。したがって、患者サービス収入の大部分はライバル医療保険会社もしくは公的医療保険からの診療報酬である。2006年⇒2009年の3年間における患者サービス収入と医療保険料収入の増加倍率を比べると「1.19倍対1.32倍」であることから、医療保険子会社がセンタラヘルスケアの成長に大きく寄与していると言える。

- ◆株式会社病院の場合、利益率の最大化が経営目標になっているのに対し、非営利医療事業体であるセンタラヘルスケアが目標とする営業利益率は約4％とのことである。実際、過去4年間の営業利益率は、2006年6.5％、2007年5.1％、2008年4.1％、2009年4.2％であった（2006年と2007年の営業利益率が高いのは医療保険部門の好調による）。そして、センタラヘルスケアは毎年営業利益額とほぼ同額の慈善医療（費用ベース）を行ってお

図表3-7 センタラヘルスケアの収支構造

(単位:百万ドル)

	2006	2007	2008	2009
① 営業収入	2,443	2,577	2,776	3,015
患者サービス収入	1,524	1,636	1,726	1,808
医療保険料収入	873	893	1,000	1,155
その他収入	46	48	51	52
② 営業費用	2,285	2,446	2,661	2,889
人件費	868	958	1,052	1,104
医療保険給付	494	505	584	759
診療報酬貸倒引当金	134	131	135	138
減価償却費	107	119	122	126
支払金利	22	25	24	14
その他費用	660	708	744	749
③ 営業損益 (①-②)	158	131	115	126
④ 資産運用収益	108	93	▲273	221
⑤ 経常損益 (③+④)	267	223	▲158	347
⑥ 特別損益	46	▲82	▲202	58
うち年金資産過不足調整	49	▲77	▲202	57
⑦ 当期損益 (⑤+⑥)	312	142	▲359	405
慈善医療 (診療報酬ベース)	109	174	199	259
慈善医療 (費用ベース)	100	117	138	138

(注) 決算期は12月。四捨五入のため合計は必ずしも一致しない。
(出所) SENTARA HEALTHCARE AND SUBSIDIARIES Consolidated Financial Statements December 31, 2009 and 2008 等より作成

り、営業利益はこの慈善医療費用負担後の数字であることに留意する必要がある。

◆民間非営利病院IHNが受けている税制措置として、利子が非課税になる病院債を発行することができることのメリットが大きい。なぜなら、非課税病院債発行で利鞘を稼ぐことができるからである。非課税病院債は利子が非課税であることから投資家

図表3-8 センタラヘルスケアの財務内容

—2009年12月期末— (単位:百万ドル)

	金額	構成比		金額	構成比
資産	3,208	100	負債	1,313	40.9
現預金等	470	14.7	給与・福利費未払金	119	3.7
運用資産	1,199	37.4	資金調達	657	20.5
社債	681	21.2	非課税病院債	530	16.5
国内株式	240	7.5	コマーシャルペーパー	124	3.9
外国株式	113	3.5	その他資金調達	3	0.1
その他運用資産	165	5.1	年金債務	109	3.4
土地・建物・設備	1,122	35.0	その他負債	429	13.4
その他資産	418	13.0	純資産	1,895	59.1

(注)、(出所) 図表3-7に同じ

に人気が高く、その分低い金利で発行可能である。したがって、民間非営利病院IHN自身の債券発行時の格付けが高(⇒発行金利が低)ければ、非課税病院債により調達した資金で一般企業の社債を購入することによりほぼ確実に金利差を獲得できる。センタラヘルスケアの場合、この非課税病院債と運用対象社債の金利差は約2%である。一方、センタラヘルスケアは、2009年12月末時点で非課税病院債を530百万ドル発行している。したがって、年間の利鞘が10百万ドルを超えていることになる。また、非課税病院債発行額より大きい社債残高があるということは、センタラヘルスケアの場合、非課税病院債の発行目的が設備投資ではなく利鞘獲得にあることを意味する。

◆民間非営利病院IHNの場合、資金使途の決まっていない余裕資金については長期的視点に立ち、内外株式等のリスク資産を組み入れた資産運用を積極的に行っている。その結果、2008年の

リーマンショックによる株価急落で多額の運用損を被ったIHNが続出した。センタラヘルスケアも2008年12月期に273百万ドルの運用損に加えて、職員の年金資産運用損の穴埋めのため202百万ドルの追加負担を余儀なくされた。しかし、2009年には一転運用益を221百万ドル計上している。

医療アクセス時間距離、医療機器稼働率を根拠にした州政府規制

2010年現在全米に593のIHNが存在するということは、各医療圏に複数のIHNがあり、医療施設建設や最新鋭医療機器導入など設備投資で競争していることを意味する。米国の場合、医療機関の投資規制は州政府が担当している。その具体例として、バージニア州政府の規制内容についてセンタラヘルスケアにヒヤリングを行った。日本との比較を念頭に置きながらその概要を示せば、以下のとおりである。

◆医療機関規制の基本法の名称はバージニア・メディカルケア・ファシリティーズ・サティフィケイト・オブ・パブリック・ニード（Virginia Medical Care facilities Certificate of Public Need：State Medical Facilities Plan：略称COPN）である。この法律による最も重要な規制は病床数規制であるが、医療機器導入についても明確なルールが設定されている。なお、医療機器導入に際しては担当専門医１名以上の確保が条件になっているが、医療施設における医師、看護師の最低必要数といった規制はない。

◆州政府が医療計画を策定する場合の地域医療圏の要件は人口50万人以上とされている。医療計画上の病院の定義には、外来手術センターも含まれる。

◆医療機器導入の許認可判断のインフラとしてマッピング・ソフト

ウェア（Mapping Software）が活用されている。これは、医療機器の設置場所の妥当性を判定するためにその医療機器利用者となる地域住民の大半が一定時間内にアクセスできるかどうかを計算するツールである。例えば、放射線治療装置の場合、当該医療圏の住民の95％が通常の道路状況のもと片道60分以内に車でアクセスできるかが検証される。

◆CT、MRI、PETなどの画像診断装置については当該医療圏における必要台数を計算する式があり、この条件をクリアしない限り新規導入は許可されない。例えば、放射線治療装置の必要台数の計算式は、「（対象人口×癌発生率×60％）÷320」である。60％は癌患者のうち放射線治療を受ける者の推定割合である。ということは、この計算式は、放射線治療を受ける患者320名あたり1台の医療機器を認めることを示唆している。また、1患者あたりの平均利用回数は25回が想定されている。したがって、1台あたりの必要年間利用回数は8,000（320×25）となる。

首都圏ですら救急患者のたらい回しが発生しているわが国との比較で、米国の救急ネットワークの仕組みも参考になる。米国では、救急ネットワーク構築にあたり州政府が全体をコントロールしている。まず、トラウマ（交通事故、犯罪、火傷などによる外傷）患者の重症度は、レベル1、2、3の3段階に分かれており、このうちレベル1が最も重症患者である。人口774万人（2010年時点推計）のバージニア州にはレベル1の医療機関に認定された病院が5つあり、センタラヘルスケアの中核病院であるノーフォーク総合病院はその1つである。トラウマ患者を救うためには治療への迅速なアクセス確保が重要。そこで、救急ネットワーク設計にあたっては、**図表3-9**のとおり、州内の主要な居住区毎に車での時間距離、ヘリコプターでの時間距離を検証し、1時間以内に治療へのアクセスが可能になるように医療機関の指定、確保が行われている。

図表3-9 バージニア州の救急センター配置の考え方

バージニア州の救急センターの1時間以内分布図
(One-Hour Service Area of Trauma Centers via Ground and Air Transportation)

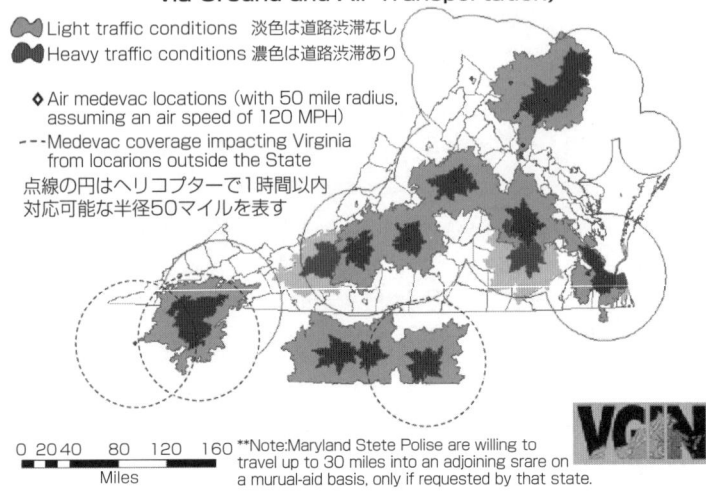

- Light traffic conditions 淡色は道路渋滞なし
- Heavy traffic conditions 濃色は道路渋滞あり

◇ Air medevac locations (with 50 mile radius, assuming an air speed of 120 MPH)
--- Medevac coverage impacting Virginia from locarions outside the State
点線の円はヘリコプターで1時間以内対応可能な半径50マイルを表す

0 20 40 80 120 160 Miles
**Note:Maryland Stete Polise are willing to travel up to 30 miles into an adjoining srare on a murual-aid basis, only if requested by that state.

（出所）センタラヘルスケア提供資料を転載

　トラウマセンターに認定された病院のもう一つの役割は、災害時医療である。半径100kmを超えるセンタラヘルスケアの医療圏とその周辺で災害時医療圏が設定されており、もしここで災害が起きた場合には、ノーフォーク総合病院がすべての病院に対して指揮をとる権限が与えられている。そのためのプロトコールも整備されている。レベル1、2、3のトラウマセンターに指定された合計14病院が災害時に備えて常時準備しておくための費用だけで年間23百万ドル（2007年実績）かかっている。また、大統領がこの地区を訪問する時には、万が一に備えて医療チームを待機させねばならない。救急医療に対する診療報酬はコストを下回っているので、救急部門は恒常的に赤字である。しかし、この使命を担うのが非営利医療事業体としての責務なのである。

医療IT投資とeCare

　筆者は、2002年３月、経済産業省と厚生労働省からの参加者も含むアメリカ医療ネットワーク調査団のコーディネーターとしてセンタラヘルスケアを初めて訪問した。米国に約600あるIHNの中でセンタラヘルスケアを訪問先の１つに選んだのは、2001年にセンタラヘルスケアが前述した経営力評価ランキングで第１位を獲得、臨床現場の求心力が高く評価されており、医療IT投資が最も進んでいると期待されたからである。センタラヘルスケアは、約30名のスタッフを揃えて調査団に丁寧にその医療情報システムについて実演を交えて説明してくれた。しかし、その内容は驚くべきものだった。なぜなら、約500もの多種多様なアプリケーションがインターフェイスエンジンでつなげられた、とても最新鋭とは言えない情報システムだったからである。CEOであるバーン氏の説明は、「臨床現場の求心力の源は医療情報を共有し患者のためにそれを活用しようとする人間関係である。ITはそのための道具にすぎない。2002年現在においてもITは我々の理想とするレベルに達していない。だから、センタラヘルスケアは医療IT投資を意図的に控えてきた」であった。

　そしてバーン氏は、2010年の「CEO IT Achievement Awards：優れた医療IT投資を行った経営者賞」に輝いた。他のライバル医療事業体が医療IT投資に積極的であった1990年代後半から2000年代前半に意図して医療IT投資を行わなかったこのバーン氏の経営判断を称賛する記事が、『Modern Healthcare』誌2010年６月14日号に掲載された。同記事によれば、21世紀に入り各国で医療政策テーマになっている電子診療録ネットワークの基本概念をセンタラヘルスケアは1992年時点で考え出していた。しかし、当時の医療ITではそれを実現することが無理だったのである。

　そしてセンタラヘルスケアが満を持して医療IT投資に打って出

たのが2005年である。筆者が2004年11月8日にCIO（Chief Information Officer：情報システム部最高責任者）であるリース氏と雑談している時、リース氏が「これからeCareのための投資案件について役員会で報告する。これがその資料である」といって、筆者にeCare計画について熱く語ってくれた。その時の模様は、2005年11月に出版した拙著『医療改革と統合ヘルスケアネットワーク』（共著者河野圭子）に記したとおりである。eCare計画は2005年から10年間かけて総額280百万ドルを投資するものであり、第一段階のインフラ投資が完了したところである。eCareの目標は、一元管理された電子カルテシステムの下で患者の自宅、プライマリーケア医オフィス、専門医オフィス、100を超えるセンタラヘルスケアのすべての医療施設などでどこでもいつでも必要な時に権限を与えられた者が患者情報にアクセスできるようにすることである。すでに、地域住民がインターネットを通じて医療に関わるさまざまなサービスを享受することができるようになっている。

　センタラヘルスケアは、eCare投資のリターンについてはコスト削減と収入増の2つの観点から考えている。コスト削減は、平均入院日数が短くなること、重複検査がなくなることなどで達成される。収入増は、患者を在宅ケアにシフトさせて在宅事業を拡大すること、その他付帯サービスを拡充することを通じて実現できる。医療IT業界団体であるHIMSS（Healthcare Information and Management Systems Society）によれば、2008年におけるIHNの病院費用に占めるITコストは平均4.43％である。しかし、センタラヘルスケアは、この割合について目標値を設定していない。プロジェクトごとにコストとリターンの収支を見ることもあれば、戦略重視で経営判断することもある。IHNとして生み出すべき価値には医療的価値と経済的価値の両面があるからである。そのような中、センタラヘルスケアは、eCareの投資額に対する経済的価値リターン率を30％と試算しているとのことである。

センタラ癌ネットワーク

　センタラヘルスケアが2005年から構築を始めた「センタラ癌ネットワーク」は、米国外科医カレッジ癌委員会から認定を受けたバージニア州内唯一の癌地域医療ネットワークである。本書追補に議事録を記した医療シンポジウムでカーン社長がその概要を解説して下さったが、日本の癌医療提供体制の方向を考える上で非常に重要な内容であるため、ここでカーン社長のプレゼン資料を使ってより詳しく説明することとしたい。

　センタラ癌ネットワークのインフラが完成し癌委員会の厳しい審査に合格した今、多様な専門ノウハウを結集した癌医療をさらに拡充するためには、臨床研究、臨床・コスト・サービスのデータ取得と分析、専門人材獲得などに取り組まねばならない。**図表3-10**は、そのための戦略を示している。2010年以降の各段階のキーワードと具体的アクションは次のとおりである。

＜2010～2012＞ネットワークを拡大する
　＊センタラ癌ネットワークのガバナンスと運営管理の構造を改善する。
　＊医療提供事業者間のネットワークを通じた総合的癌医療サービスを提供する。
　＊患者に対してオーダーメイド医療を提供し患者の満足度を向上させる。
　＊データを統合することにより医療のアウトカムの測定を向上させる。
　＊合弁で設立した癌研究所と連携する。

＜2012～2015＞名声を得る
　＊「質＋有効性＋サービス」の観点からパフォーマンスを証明する。
　＊当医療圏で最高の評価を得る。

図表3-10 癌医療サービスの拡充戦略

(スライド原題：Sentara Cancer Services)

2005-2009	2010-2012	2012-2015	2015+
Create the Network	Leverage the Network	Earn the Reputation	Leverage the Reputation
・Build the Infrastructure ・Improve Early Detection and Access to Services ・Develop a Comprehensive Continuum of Care ・Expand Multidisciplinary Care ・Excel in Quality and Clinical Outcomes	・Governance/ Management Structure ・Comprehensive Cancer services through a network of providers ・Personalized care for our patients; improved patient experience ・Integrated data; improved outcome measurement ・Collaborative Cancer Research Institute	・Proof of Performance – Quality + Efficiency +Patient Service ・Regional Best ・Major National Research	・Destination for Specialized Capabilities ・Magnet for Additional Research ・NCI-designation evaluation and application submission

Multi-disciplinary Care
Clinical Advancements
Clinical Trials
Data Acquisition and Analysis (Clinical, Cost, Service)
Professional Resources and Specialized Talent

(出所) カーン氏の許可を得て同氏講演資料を筆者が文字拡大等の修正を行い転載

　＊主要な国レベルの研究に参加する。

＜2015年以降＞名声を一層高める

　＊癌医療分野で特別な能力を得ることを目指す。

　＊追加的な研究のマグネットになる。

　＊米国癌研究所（National Cancer Institute）の指定のための評価と出願を行う。

　癌医療市場では、技術進歩と共に消費者が癌医療への容易なアクセスを要求する声が高まり、医療機関間の競争も激化している。一方、医療提供側の経営環境も専門医不足、診療報酬引き下げ、規模の経済によるコスト節約への圧力上昇、技術進歩に伴う投資ニーズの高まり等、厳しさを増している。そこでセンタラヘルスケアでは、**図表3-11**のとおり、癌患者の病態に基づく医療施設の機能分

図表3-11　癌医療資源の配分

―病態に基づく医療機関の機能分担の考え方―
（スライド原題：Distribution of Cancer Care）

Market Forces: MD Resources Declining Payments Economies of Scale Savings Technology Investment Required			Outside Hampton Roads Market →
Fully Decentralized Cancer Care	Partially Decentralized Cancer Care	Regionalized Cancer Care	Referred to National Cancer Center
Definition Healthcare services offered at all locations, geographically convenient to patients	Definition Healthcare services offered at select locations only within a geographic region	Definition Healthcare services are offered at one location only within a geographic region	Definition Healthcare services not offered within the Hampton Roads market
Screening and Prevention (e.g. Breast Centers)	Infusion Center Radiation Oncology Brachytherapy for Prostate Cancer	Cyberknife Robotic Prostatectomy	

← Market Forces:
Consumer Demand for Easy Access
Competition
Technology Advances

（出所）図表3-10に同じ

担を考えている。「フルに分散された癌医療」（Fully Decentralized Cancer Care）とは、「患者が容易にアクセス可能な施設のすべてで提供されている医療サービス」であり、具体例として乳癌などの検査・予防がある。「部分的に分散された癌医療」（Partially Decentralized Cancer Care）とは、「当該医療圏において選ばれた施設のみで提供されている医療サービス」であり、外来癌化学療法、癌放射線治療、前立腺癌小型密封放射線療法などである。「医療圏内で集中された癌医療」（Regionalized Cancer Center）とは、「当該医療圏の1施設のみにおいて提供されている医療サービス」であり、サイバーナイフ、ロボットによる前立腺癌手術などである。そして、センタラヘルスケアでは対応できない癌患者について

は国立癌センターに紹介するとしている。

センタラヘルスケアは、癌研究機能を高めるために、バージニア・オンコロジー・アソシエーション（Virginia Oncology Association：略称VOA〈センタラと同一医療圏で活躍する38名の癌専門医グループ〉）とイースタンバージニア・メディカルスクール（Eastern Virginia Medical School：略称EVMS〈ノーフォーク総合病院と同一敷地内にあるメディカルスクール〉）と合弁で癌研究所を設立した。**図表3-12**がその概念図であり、癌研究所の機能とベネフィットは次の点に集約される。

＜癌研究所の機能＞

＊センタラヘルスケア、VOA、EVMSの3者で癌研究コストを分担する。

図表3-12　癌研究所の概要

（スライド原題：Cancer Research Institute）

Cancer Research Institute
— Separate LLC with partners each contributing financially
— Cancer Research Institute coordinates Cancer clinical trials and Cancer research efforts, across all organ specific teams and all sites of care
— Cancer Foundation performs fundraising for Cancer Research Institute

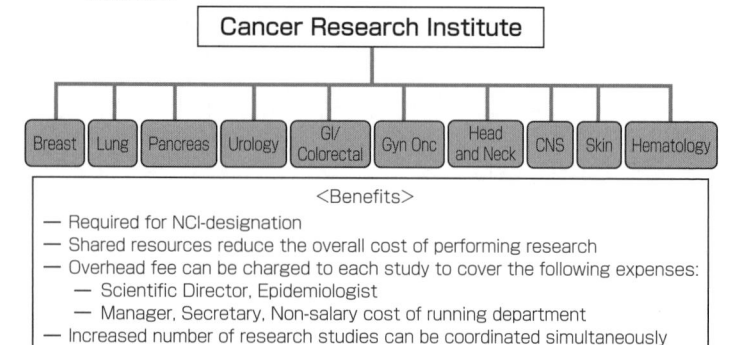

Cancer Research Institute

| Breast | Lung | Pancreas | Urology | GI/Colorectal | Gyn Onc | Head and Neck | CNS | Skin | Hematology |

＜Benefits＞
— Required for NCI-designation
— Shared resources reduce the overall cost of performing research
— Overhead fee can be charged to each study to cover the following expenses:
　— Scientific Director, Epidemiologist
　— Manager, Secretary, Non-salary cost of running department
— Increased number of research studies can be coordinated simultaneously

（出所）図表3-10に同じ

＊すべての臓器の癌研究チーム、癌医療に携わるすべての場所を通じて癌に関する臨床治験、研究をコーディネートする。
＊癌財団を併設し癌研究所のために資金集めを行う。

＜癌研究所設立のベネフィット＞
＊センタラ癌ネットワークが米国癌研究所による指定を受けるために必要。
＊資源を共有することで研究を行う全体コストを節約できる。
＊科学ディレクター人件費や諸経費等の間接費を研究テーマごとに請求することができる。
＊研究件数が増加しており、類似の研究をまとめることで調整できる。

医療改革に対応したプライマリーケアの再設計

　オバマ大統領の医療改革に対応するセンタラヘルスケアの戦略のキーワードは「医療の変革」である。その具体策として、「プライマリーケアの再設計」、「慢性病医療の調整機能向上」、「医師との提携と説明責任」を掲げている。その内容は、生活習慣病管理と在宅ケアへのシフトを政策の柱にしているわが国の医療政策にとっても示唆に富んでいる。したがって、これについてもカーン社長のプレゼン資料を使って説明してみたい。

　医療の変革の目標は、患者経験（⇒満足度）の最適化である。センタラヘルスケアは、そのための数値目標として「医療の質評価において米国内で上位10％に入る」、「顧客サービス評価において地域No.1を獲得、米国内で上位10％に入る」、「コストを30％削減する」の３つを掲げている。そして、医療改革への対応策として最も重視しているのが**図表3-13**と**図表3-14**に示されたプライマリーケアの再設計である。従来はプライマリーケア医が単独で患者を診ていたが、今後はチームで診療を行う。これにより、ある時点における

図表3-13　プライマリーケアの再設計

(スライド原案：Primary Care Redesign)

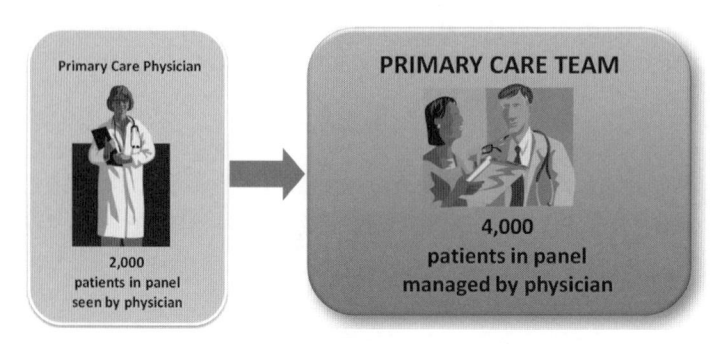

```
Primary Care Physician          PRIMARY CARE TEAM

   2,000                              4,000
patients in panel               patients in panel
 seen by physician              managed by physician
```

- Patient-Centered Medical Home
- Physician Extenders Low Acuity Visits—Alternatives to MD
- At-Home Monitoring for Intervention
- Open Access
- Disease Registry & Proactive Patient Mgmt.

Turning physicians into leaders

(出所) 図表3-10に同じ

診療可能患者数を2,000名から4,000名に倍増できる。そのための取り組み課題は次のとおりである。

＜プライマリーケア再設計のための取り組み課題＞

＊患者中心のメディカル・ホーム（Medical Home：在宅患者のための包括的プライマリーケアを表す概念ですでに医学用語として定着している）を提供する。

＊フィジシャン・エクステンダーズ（Physician Extenders）を活用する。このフィジシャン・エクステンダーズとは、わが国でも最近話題になっている看護医療師（Nurse Practitioners）、医師助手（Physician Assistants）のことである。

＊急性期ケアの必要度の低い患者を医師ではなく正看護師、ソーシャルワーカー、作業療法士等に担当させる。

図表3-14　プライマリーケアの再設計（続き）

（スライド原題：Primary Care Redesign）

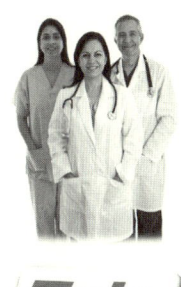

Primary Care Redesign
- Open Access & Transparent Scheduling
- Patient Registries with Disease Maintenance
- Embedded Evidence-based Care Models
- Patient Self-Management Support

Optimized Patient Experience
- Advanced Patient-Provider Communications
- MyChart with Rx and Test Tracking
- Targeted Quality Reporting with Benchmarks
- Meaningful Conversations for Advance Care Planning

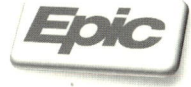

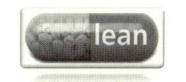

Transforming the patient experience

（出所）図表3-10に同じ

＊治療判断のための在宅モニターを整備する。
＊患者がアポなしでいつでもアクセス可能な仕組みにする。
＊患者の病態を登録することで経過観察し、先回りした患者管理を行う。
＊根拠に基づく治療モデルを作り臨床現場の意思決定支援を行う。
＊患者自身による健康管理をサポートする。
＊マイ・チャート（My Chart）により患者自身が画像診断や検査結果を把握できるようにする。マイ・チャートとは、医療IT会社エピック（Epic）社が開発したソフトウェアの名称であり、地域住民がインターネットで診療録、検査結果にアクセスでき、予約、メール健康相談等もできるシステム。現在全米で急速に普及中。

図表3-15 慢性病医療の調整機能の向上

(スライド原題:Chronic Disease Care Coordination)

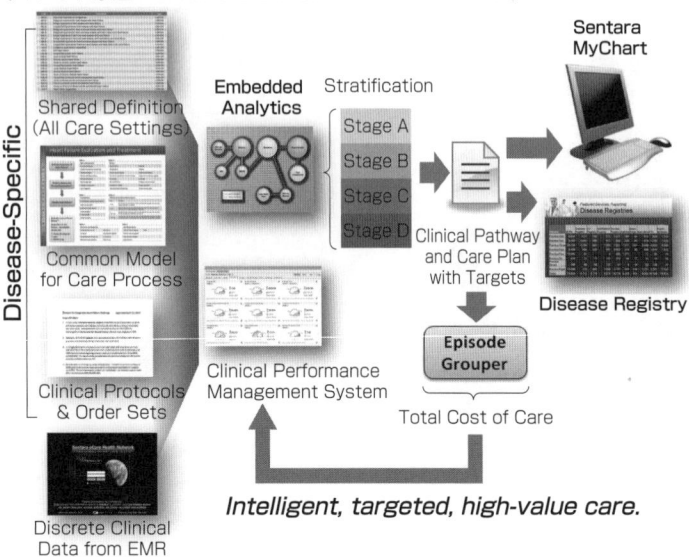

(出所)図表3-10に同じ

＊目標とした医療の質とのベンチマーク比較結果を報告する。

医療の変革のためにプライマリーケアの再設計と並んで経営に与えるインパクトが大きいのが、慢性病医療の調整機能の向上である。**図表3-15**と**図表3-16**がその概念を表している。これは、第1章第2節で紹介したハーバード大学ポーター教授が提唱するIPU（病態別統合型診療ユニット）の慢性病版と言える。

まず、すべての臨床現場で病名、治療内容の定義を統一した上でケアプロセス⇒臨床プロトコールとオーダリング組み合わせの共通モデルを構築する。そして、次の段階で活躍するのがエンベッデッド・アナリティックス（Embedded Analytics）である。これは、ベストの医療を計画し順守することを支援するツールの名称であ

図表3-16 慢性病医療の調整機能の向上（続き）

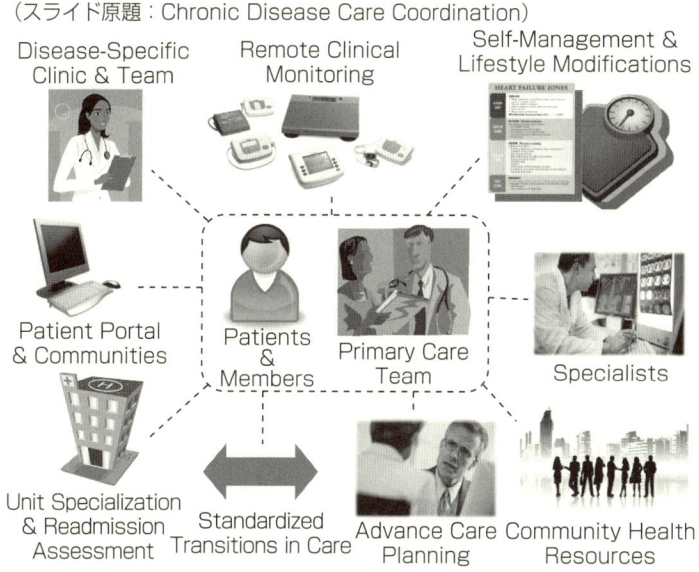

（スライド原題：Chronic Disease Care Coordination）

- Disease-Specific Clinic & Team
- Remote Clinical Monitoring
- Self-Management & Lifestyle Modifications
- Patient Portal & Communities
- Patients & Members
- Primary Care Team
- Specialists
- Unit Specialization & Readmission Assessment
- Standardized Transitions in Care
- Advance Care Planning
- Community Health Resources

Coordinating each patient's care across the entire continuum
（出所）図表3-10に同じ

り、電子カルテに搭載されている。エンベッデッド・アナリティクスによりケアプランの目標設定が明確となり、医療費も含めた臨床パフォーマンスの管理が可能となる。そして、プライマリーケアチームが一人ひとりの患者の医療プロセス全体を継ぎ目なく調整し、必要に応じて専門医とも連携する。その際の具体的方法として着目されるのが、「診療録を患者が携帯しコミュニティの医療チームで共有する」、「遠隔臨床モニターの活用」、「患者による自己健康管理と生活習慣改善」といったプライマリーケアの再設計とも共通する事項である。

医療機関経営者から見て、医療改革が医療機関の収支に大きな影響を与える要素として本章第1節で説明した「一括束ね方式」の導

図表3-17　医師との提携と説明責任

(スライド原題：Alignment & Accountability)

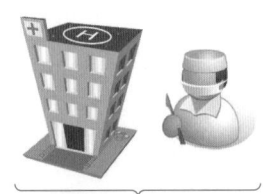

Accountable Care Organization
・Primary care groups and hospital willing to accept accountability for clinical and financial outcomes for a defined group of patients

Bundled Payments
・Bundling of physician and hospital payments
・Select cardiac and orthopedic procedures

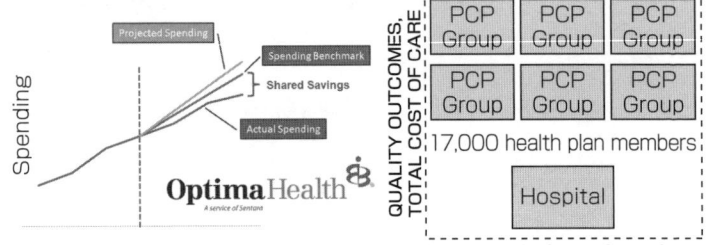

・CARE PROCESS
・QUALITY OUTCOMES
・REIMBURSEMENT

From fee-for-service to bundled payments and shared savings

(出所) 図表3-10に同じ

入がある。**図表3-17**は、センタラヘルスケアから見た一括束ね方式が経営に与える影響と対応策を示している。一括束ね方式が導入されれば、医師報酬と病院（入院）報酬を束ねて支払う、特定の心血管科と整形外科の処置の診療報酬を束ねて支払う、といったことが行われる。こうして束ねて支払われる診療報酬はベンチマークとなる医療費に近い値に決定される。したがって、実際にかかった医療費がベンチマークを下回っていれば医師・病院に利益が発生し、上回っていれば損失が発生する。そして、利益と損失いずれの場合も医師と病院の間で配分される。このように「出来高払い」から「一括束ね方式の支払いと節約額の分配」へ移行する中でセンタラヘルスケアが成長するためには、「特定の患者グループ（被保険者

集団)のための臨床とコストのアウトカムに対して説明責任を共同で果たす」ことをプライマリーケア医師グループと合意できていなければならない。センタラヘルスケアの場合、オプティマ・ヘルス(Optima Health)という医療保険会社を有していることから、一括束ね方式の具体的内容を自ら試行錯誤することが可能と思われる。

第3節 民間非営利病院IHNに追随する公立病院IHN

公立病院サバイバルのためにはIHN化が必然

　米国の病院数5,815（2008年時点）のうち公立病院は1,105である。公立病院とは州政府や郡・市などの自治体が設置者となっている病院のことであり、軍関係病院などの連邦立病院は含まれない。米国の公立病院は、無保険者や低所得者のための政策医療財源の確保問題や民間病院との厳しい競争に晒されて1980年頃から存亡の危機に陥った。その結果、多くの公立病院が閉鎖や民間病院チェーンに吸収合併されることを余儀なくされた。しかしその一方で、経営効率化や医療セーフティネットの新たな仕組みを構築することによりサバイバルに成功する公立病院も多く現れている。

　次の2つの理由から、この米国の公立病院経営改革の中身を知ることは、わが国の地域医療再生を考える上で大いに役立つ。第1に、公立病院の経営形態をめぐる論点は日米で類似点が多い。ちなみに、米国の公立病院経営形態の選択肢には、①自治体行政組織による直営、②公益法人（Public Benefit Corporation）、③公立病院区（Public Hospital District：別名Taxing District）、④公設民営（民間医療事業体に経営委任）——の4つがあるが、このうち公益法人はわが国の地方公営企業法全部適用、公立病院区は地方独立行政法人に近い。

　第2に、米国では政策医療財源補助のルールを明確化した上で公立病院に経営効率向上を促しセーフティネット機能拡充を図る方法として、公立病院のIHN化が積極的に進められている。全米公立病

院協会によれば、「医療技術進歩により患者が病院から病院外施設や在宅にシフトした結果、病院は単独施設経営の発想では生き残れない、医師確保や設備投資のためには医業収入が一定規模以上必要。したがって、民間非営利病院IHNの成功から学び公立病院もIHNを目指すのは必然」とのことであった。そこで、公立病院IHNの代表例を以下に示す。

ニューヨーク市（米国最大の公立病院IHN）

　ニューヨークシティ・ヘルス・アンド・ホスピタルズ・コーポレーション（New York City Health and Hospitals Corporation：略称HHC）は、年間収入約60億ドル、米国最大の公立病院IHN（病床数7,560）である。ニューヨーク市内に病院11、高度介護施設4、画像診断・治療の大型施設6、クリニック80以上を配置し在宅ケアサービスも提供している。かつてニューヨーク市が直接経営している時には、個々の病院をバラバラに経営していたため非効率であった。そのため、この病院グループ全体を公益法人に転換する州法が制定され、経営陣に資金調達や設備投資等に関して裁量権を与える措置が実施された。追加財源獲得のため低所得者層向けの医療保険（2010年現在保険契約者数38万5,000名）も開発した。

　図表3-18がHHCのガバナンスの仕組みを示している。HHCは、州法により設置された公益法人であり、ニューヨーク市行政組織の一部門として運営されている。ガバナンス責任者は市長であり、市長が理事会メンバー15名を任命する。理事の中にHHCの経営執行責任者（CEO）が含まれているが、理事会は経営執行には関与しないのでガバナンスと経営は分離されていると言える。

　公立病院IHNとしてのHHCの使命は、貧困者救済にある。ちなみに、ニューヨーク市民820万人のうちHHCで受診しているのは低所得貧困層の約130万人であり、その中に無保険者が45万人も含ま

図表3-18 米国の公立病院IHNのガバナンス①

(例) ニューヨークシティ・ヘルス・アンド・ホスピタルズ・コーポレーション

```
                    ┌──────────────┐
                    │  連邦政府     │
                    └──────┬───────┘
                           │ 政策医療補助金
                    ┌──────▼───────┐
                    │  州政府       │
                    └──────┬───────┘
州法により医療公営企業設置、理事派遣 │ 政策医療補助金
                    ┌──────▼───────┐
                    │ ニューヨーク市 │
                    └──────────────┘
```

ニューヨーク市

医療公営企業
ニューヨークシティ・ヘルス・アンド・ホスピタルズ・コーポレーション

ガバナンス責任者は市長 ⇒議会を通じて事業計画承認、理事(15名)を任免

■法律上は別法人だが実質的にはNY市の一部門として運営されている
■理事会には医療福祉担当副市長を含む市幹部4名、州住宅金融公庫CEO、その他9名に加え医療公営企業CEO自身が入っているが、ガバナンスと経営実務は分離されている
■市側に資金調整勘定を設けて短期資金ニーズに対応
■長期資金調達は全収入を担保に債券発行

Copyright© The Canon Institute for Global Studies, All Rights Reserved
(出所) New York City Health and Hospitals Corporation公表資料より筆者作成

れている。また、人種の坩堝であるニューヨークの特性として100カ国以上から来た人々を受け入れており、HHCは業務上言語としてスペイン語、中国語、ベンガル語、ポーランド語、フランス語、アラビア語など12カ国語を指定し体制を整えている。驚異的なのは、設置者であるニューヨーク州とニューヨーク市が財政難にある中、貧困者の医療アクセス改善のため5年間で824百万ドルを投資する設備近代化計画を実行していることである。

図表3-19がHHCの収支構造、**図表3-20**が財務内容であり、特筆すべき点は次のとおりである。

◆2006年に2,399百万ドルという巨額の退職者医療保障費を計上している。これは、会計基準変更に伴い、将来における退職者医療保障債務を一括計上したものである。GM倒産の一因となった退職者医療保障費負担を余議なくされているのは、ニュー

図表3-19　ニューヨーク市HHCの収支構造

(単位：百万ドル)

	2006	2007	2008	2009
① 営業収入	5,732	6,265	5,897	6,037
患者サービス収入	5,010	5,255	4,876	4,731
医療保険料	542	609	780	947
補助金	258	309	279	240
NY市と資金調整	▲112	56	▲74	82
その他	34	36	37	37
② 営業費用	7,370	5,800	6,234	6,562
人件費	2,724	2,982	3,195	3,470
退職者医療保障費	2,399	397	428	333
その他	2,248	2,421	2,611	2,759
③ 営業損益 (①-②)	▲1,638	464	▲336	▲526
④ 営業外損益	▲65	▲37	▲62	▲91
うち支払金利	86	87	110	N/A
経常損益 ③+④	▲1,704	427	▲398	▲617
慈善医療（診療報酬ベース）	N/A	347	597	N/A
慈善医療（費用ベース）		267	487	

(注) 決算期は6月。四捨五入のため合計は必ずしも一致しない。N/A= Not Available。
(出所) HHCのホームページ公表資料Financial Statement 2009-2007等より作成

図表3-20　ニューヨーク市HHCの財務内容

(単位：百万ドル)

	2007年 6月期末	2008年 6月期末	2009年 6月期末
総資産	5,238	5,329	5,527
負債	4,628	4,962	5,577
流動負債	1,080	1,130	1,441
社債等長期負債	977	905	953
退職者医療保障債務	2,571	2,927	3,183
純資産	609	367	▲50

(出所) 図表3-19に同じ

ヨーク市の労働組合が強い事情を反映している。
- ◆2007年に営業黒字464百万ドルを計上した後、2008年▲336百万ドル、2009年▲526百万ドルと巨額の営業赤字を余儀なくされた。これは、リーマンショック後の失業者急増で慈善医療コスト負担が膨らむ一方、財政難から連邦政府、州政府からの補助金の支払いが遅延したためである。
- ◆低所得者向け医療保険の保険料収入も2008年780百万ドル、2009年947百万ドルと大きい。
- ◆業績悪化の結果、2009年6月期末時点で▲50百万ドルの債務超過に陥った。HHCの存続と収支改善は州政府と市にとって最重要政策課題であるだけに、オバマ大統領の医療改革がHHCの経営にトータルでどのように反映されるかが、非常に注目される。

ダラス郡（患者サービス収入を上回る無料医療負担でも毎年黒字）

　パークランド・ヘルス・アンド・ホスピタルシステム（Parkland Health & Hospital System：以下パークランドと略す）は、テキサス州の州法に基づきダラス郡に設置された公立病院区（Dallas County Hospital District）の医療事業体としての名称である。パークランドは、病院1（急性期病床717＋新生児病床65）、外来施設10、日帰り手術センター1、低所得者向け医療保険会社から構成されるIHNである。中核病院であるパークランド記念病院は、臨床教育機能の高い医療機関として有名であり、職員8,100名のうち医師が1,550名、研修医等が1,160名、正看護師が2,360名である。

　図表3-21がそのガバナンスの仕組みである。テキサス州では254ある郡ごとに行政機関としてコミッショナーズ・コート（Commissioners Court）が設置されている。ダラス郡ではこのコ

図表3-21　米国の公立病院IHNのガバナンス②

（例）パークランド・ヘルス・アンド・ホスピタルシステム

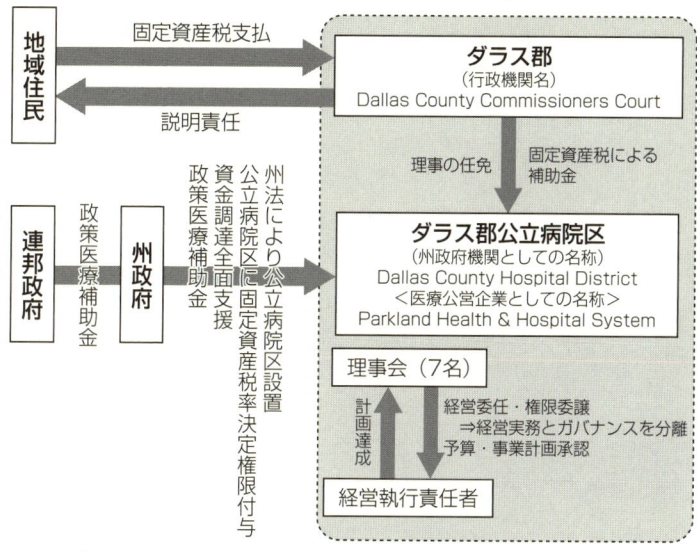

```
┌──────┐   固定資産税支払    ┌─────────────────────┐
│      │ ──────────────→ │      ダラス郡               │
│地域住民│                  │     (行政機関名)             │
│      │ ←──────────────│ Dallas County Commissioners Court │
└──────┘    説明責任       └─────────────────────┘
                                  │理事の任免  │固定資産税による
                                  ↓           ↓補助金
┌──────┐ 政策    州  公  資  政           ┌────────────────┐
│      │ 医療    法  立  金  策           │  ダラス郡公立病院区    │
│連邦政府│ 補助金  に  病  調  医           │(州政府機関としての名称) │
│      │         よ  院  達  療           │Dallas County Hospital District│
└──────┘         り  区  全  補           │<医療公営企業としての名称>│
         ┌──┐   公  に  面  助           │Parkland Health & Hospital System│
         │州 │   立  固  支  金           ├────────────────┤
         │政 │ → 病  定  援              │    理事会（7名）       │
         │府 │   院  資                   │     ↑        ↓      │
         └──┘   区  産                   │  計画達成  経営委任・権限委譲│
                設  税                   │          ⇒経営実務とガバナンスを分離│
                置  率                   │  予算・事業計画承認    │
                   決                    ├────────────────┤
                   定                    │    経営執行責任者      │
                   権                    └────────────────┘
                   限
                   付
                   与
```

Copyright© The Canon Institute for Global Studies, All Rights Reserved
（出所）Parkland Health & Hospital System公表資料より筆者作成

ミッショナーズ・コートが公立病院区の理事会メンバー7名を任命、理事会がパークランドのガバナンスすなわち経営執行責任者を選任し経営を委任、医療セーフティネットを効率的に経営するよう指導・監督している。また、パークランドの場合、経営執行責任者であるCEOは理事会に入っておらず、ガバナンスと経営の分離がより明確になっている。人口約240万人のダラス郡は、ニューヨーク市と同様に医療費負担力のない低所得貧困者層が多い。そのため、HHCと同じく連邦政府から政策医療補助金が州政府経由できている。HHCとの違いは、ダラス郡独自の政策医療財源として固定資産税を徴収する権限が州法により与えられている点である。現在その税率は固定資産評価額の0.254％であり、仮に政策医療財源が不

図表3-22　ダラス郡公立病院区の収支構造

(単位：百万ドル)

	2007	2008	2009
①　営業収入	829	983	1,080
患者サービス収入	344	385	416
医療保険料	312	386	396
政策医療補助金	137	181	180
タバコ和解金	15	18	15
その他収入	20	13	73
②　営業費用	1,190	1,304	1,430
給与、福利費等	494	558	622
医療保険給付	268	302	346
提携先医療機関支払い	130	110	109
その他	298	334	353
③　(①-②)　営業損益	▲362	▲321	▲350
④　営業外損益	444	448	458
うち固定資産税収入	374	402	424
(③+④)　経常損益	83	128	108
無料医療(診療報酬ベース)	512	523	583
うち慈善医療プログラム	264	259	288

(注) 決算期は9月、四捨五入のため合計は必ずしも一致しない
(出所) Dallas County Hospital District, Financial Statements as of and for the Years Ended September 30, 2009 and 2008等より作成

足する事態になれば地域住民に情報開示し引き上げることができる。

　図表3-22がパークランドの収支構造、**図表3-23**が財務内容であり、特筆すべき点は次のとおりである。

　◆2009年9月期の無料医療は診療報酬ベースで583百万ドルであり、そのうち本来の慈善医療プログラムで実施したものは288百万ドルである。その差額は、慈善医療プログラムの対象になっていなかったが、支払い能力がない患者だったためパークラ

図表3-23　ダラス郡公立病院区の財務内容

(単位：百万ドル)

	2007年9月期末	2008年9月期末	2009年9月期末
総資産	960	1,039	1,874
流動資産等	694	750	1,544
固定資産	266	289	331
負債	233	185	913
社債	0	0	708
その他負債	233	185	205
純資産	726	854	962

(注) 四捨五入のため合計は必ずしも一致しない
(出所) 図表3-22に同じ

ンドが負担したものである。
◆連邦政府、州政府からの補助金は、政策医療補助金、タバコ補助金、固定資産税収入の形で入っている。このうち最も大きいのが固定資産税収入である。パークランドの場合、経常損益が赤字になりそうな場合は固定資産税率を引き上げることができるため、経常黒字を維持することができている。
◆最先端の医療機関であり続けるために必要な設備投資資金を「Pay-As-You Go Capital Funding」(その期に必要な設備投資財源はその期に自前調達)で確保することが原則になっている。ちなみに、パークランドは2008年9月期まで無借金経営を続けていたが、病院建設のため2009年9月に708百万ドルの病院債発行で資金調達を行った。それでも純資産割合が50％を超える超優良事業体である。

サラソタ郡(経営リスクを自治体から分離)

サラソタ・メモリアル・ヘルスケアシステム (Sarasota Memorial

図表3-24　米国の公立病院IHNのガバナンス③

（例）Sarasota Memorial Health Care System

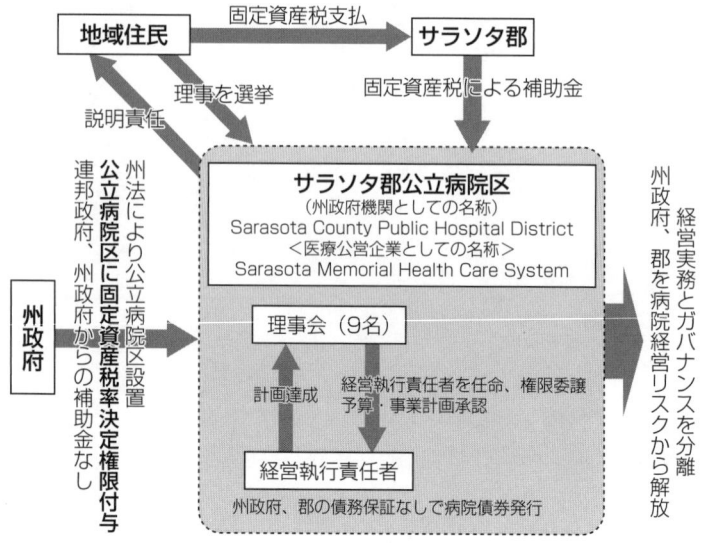

```
地域住民 ──固定資産税支払──▶ サラソタ郡
   │▲                           │
   │└──理事を選挙               │固定資産税による補助金
   │  説明責任                   │
   │                             ▼
   │   ┌─────────────────────────────────────┐
   │   │  サラソタ郡公立病院区                │
   │   │  （州政府機関としての名称）          │ 州政府、郡を
連邦│州 │  Sarasota County Public Hospital    │ 病院経営リスク
政府│法 │  District                            │ から解放
、州│に │  〈医療公営企業としての名称〉        │ 経営実務と
政府│よ │  Sarasota Memorial Health Care      │ ガバナンスを
から│り │  System                              │ 分離
の補│公 │                                      │
助金│立 │    理事会（9名）                     │
なし│病 │      ▲           │                  │
   │院 │計画達成│           │経営執行責任者を任命、権限委譲
   │区 │      │           │予算・事業計画承認
   │に │      │           ▼                  │
   │固 │    経営執行責任者                     │
州  │定 │  州政府、郡の債務保証なしで病院債券発行│
政府│資 │                                      │
   │産 └─────────────────────────────────────┘
   │税
   │率
   │決
   │定
   │権
   │限
   │付
   │与
```

Copyright© The Canon Institute for Global Studies, All Rights Reserved
（出所）Sarasota Memorial Health Care System公表資料より筆者作成

Health Care System：以下サラソタと略す）は、フロリダ州の州法に基づきサラソタ郡に設置された公立病院区（Sarasota County Public Hospital District）の医療事業体としての名称である。サラソタは、病院1（急性期病床806）、クリニックや外来救急センターなどサテライト施設約20からなる公立病院IHNである。**図表3-24**のとおり、サラソタもパークランドと同様に州法に基づき政策医療財源のための固定資産税率決定権限を付与されているが、次の相違点がある。

　◆サラソタのガバナンスを担う理事会メンバー9名は、地区別に選挙で選ばれる。

　◆連邦政府や州政府から政策医療財源の補助を受けていない。こ

れは、サラソタの患者全体に占める低所得者の割合がHHCやパークランドに比べて低く、補助金対象要件に該当しないためである。しかし、それでも地域住民のうち約20％が無保険者である。また、年間の救急患者8万5,000名のうち約25％が無保険者である。これが医療改革によってどの程度低下するかは現時点で不明である。サラソタ傘下の外来クリニックでの費用負担は、患者の資力に基づいて決められている。仮に収入ゼロであれば、受診時患者負担もゼロである。

◆サラソタは、州政府や郡の債務保証を受けることなく資金調達ができる信用力を築き、設置者である州政府、郡を経営リスクから解放できている。つまり、サラソタが調達した資金を返済できなくなったとしても州政府や郡政府は責任を負わない。サラソタは、法律上は州政府機関であり自治体の一部門であって

図表3-25 サラソタ郡公立病院区の収支構造

(単位：百万ドル)

	2007	2008	2009
① 営業収入	436	452	466
患者サービス収入	418	433	447
その他収入	17	19	20
② 営業費用	456	467	475
給与、福利費等	234	246	248
その他費用	222	221	227
③ (①-②) 営業損益	▲20	▲15	▲9
④ 営業外損益	65	75	56
うち固定資産税収入	56	57	48
(③+④) 経常損益	46	60	47
無料医療（診療報酬ベース）	89	83	77
うち慈善医療プログラム	29	26	28

（注）決算期は9月、四捨五入のため合計は必ずしも一致しない
（出所）SARASOTA COUNTY PUBLIC HOSPITAL DISTRICT, Financial Statements and Supplemental Information, September 30, 2009 and 2008等より作成

も、独立した法人格を持っているのである。また、サラソタが債券発行で資金調達する際に取得する格付けは、州政府や郡政府の格付けとは無関係である。

図表3-25がサラソタの収支構造、**図表3-26**が財務内容であり、次の点を指摘しておきたい。

◆サラソタは2003年に35百万ドルの赤字を出した。赤字転落の理由として、周辺の株式会社病院が赤字部門である産婦人科を廃止し、その穴をサラソタが引き受けざるを得なかったこと、介護施設部門の赤字などがあった。そのため、現経営陣が「経営の大転換」（Turn Around）の使命を持って旧経営陣と交代した。2004年に経営管理部門の職員約100名のレイオフを敢行するなどリストラを行った。しかし、経営再建のためには単にコスト削減を行うだけではだめであり成長戦略が不可欠であると

図表3-26 サラソタ公立病院区の財務内容

(単位：百万ドル)

			2007年9月期末	2008年9月期末	2009年9月期末
総資産			904	929	1,112
	運用資産		524	558	682
		国債＆政府機関債	211	288	365
		社債	108	160	245
		コマーシャルペーパー	108	20	27
		現預金等	97	90	45
	固定資産		280	288	353
	その他資産		100	83	77
負債			458	468	575
	病院債等の長期債務		378	390	476
	その他負債		80	78	99
純資産			446	461	538

（注）四捨五入のため合計は必ずしも一致しない
（出所）図表3-25に同じ

の考えに基づき、サテライト施設数を10から20に倍増した。その結果、2007年に経常損益ベースで黒字転換した。
◆サラソタは、営業収入と固定資産税収入の合計が約5億ドルとIHNとしては規模が小さい。しかし、その中核病院であるサラソタ記念病院は全米の病院ランキングで毎年トップ1％に選出されている。これは、わが国の公立病院も経営統合により年間収入5億ドル超のIHNになれば、自力でグローバルスタンダード医療を追求可能な医療事業体になりうることを示唆している。
◆地域住民が負担する固定資産税収入の配分先としては、郡政府、学校、サラソタの3つがある。2008年に訪問しヒヤリングした時の税率は、郡政府3.2491、学校7.1230、サラソタ0.9410であった。固定資産税の金額は、郡内の固定資産評価総額598億ドルを千で割り税率を掛けることで算出される。この算出方法は全米共通である。ただし、郡内の不動産価格は下落しているので、固定資産税収入はリスクフリーではない。なお、政策医療を担うサラソタのための税率の上限は「2」である。これを超えて税率を決めたい時は、パブリックコメントを求めるルールになっている。固定資産税収入の主たる使い道は、無保険者に対する慈善医療プログラム、バッド・デッド（Bad Debt）と呼ばれている未収金の償却、救急医療ネットワークの維持コストである。
◆2009年9月末時点で総資産1,112百万ドルに対し純資産538百万ドル（同割合48％）と財務内容も優良である。
◆運用資産682百万ドルの投資先は、国債＆政府機関債365百万ドル、社債245百万ドル、コマーシャルペーパー27百万ドル、現預金等45百万ドルであり、民間非営利病院IHNであるセンタラヘルスケアのように内外株式に投資を行っていない。これは、運用リスク抑制のための規制があるためである。

第4節 IHNと大学が業務提携し推進する医療産業集積

臨床の求心力こそが医療産業集積の必須要件

　財源を自己増殖できる大規模IHNと世界標準の研究機能を有する大学が一体となることで誕生するのが医療産業集積である。医療産業集積にはいくつかのタイプがあるが、その必須要件は、世界中から医療専門人材、患者、企業が集まる卓越した臨床の求心力⇒ブランド力を持つことである。わが国には補助金により研究施設を1カ所に集中立地させて医療産業集積と自称している地域があるが、この要件を満たしていないため到底医療産業集積とは言えない。世界ブランドを築いている米国内の代表的医療産業集積の核となっている大学とIHNを列挙すれば、次のとおりである。

①ハーバード大学は、パートナーズ・ヘルスケア（Partners HealthCare〈2009年9月期収入額76億ドル〉）とケア・グループ（CareGroup〈2008年9月期収入額21億ドル〉）という2つのIHNと業務提携することによりマサチューセッツ州の医療産業集積形成の核になっている。パートナーズ・ヘルスケアの中核病院はマサチューセッツ総合病院であり、ケア・グループの中核病院はベスイスラエル病院である。興味深いことに両社は激しいライバル関係にあり、附属病院を持たないハーバード大学が触媒の役割を果たしているのである。ハーバード大学は、第一期工事投資額約2,000億円で作られたドバイの国際医療都市の経営コンサルタントを務めている。

②コーネル大学は、コロンビア大学と合弁でニューヨーク・プレスビ

テリアン・ヘルスケアシステム（New York-Presbyterian Healthcare System〈2008年収入額92億ドル〉）のIHNを構築している。コーネル大学がカタール政府の依頼でドーハに作った医学部分校は高く評価されている。この分校の卒業生は米国内での医師免許を取得できる。

③メイヨークリニック（Mayo Clinic〈2009年12月期収入額76億ドル〉）は、"医療の聖地"のブランドを持つIHNである。ミネソタ州政府とメイヨークリニックが一体となって形成していった医療産業集積の参加企業数は、筆者が経団連調査団の一員として訪問した2000年時点で8,000社を超えていた。現在はフロリダ州とアリゾナ州でも病院経営を行っている。

④心臓手術で有名なオハイオ州のクリーブランドクリニック（Cleveland Clinic〈2009年12月期収入額56億ドル〉）も医療圏内の病院を買収してIHN化を進めている。カナダとアブダビに進出している。

⑤MDアンダーソン（2009年8月期収入額28億ドル）は、テキサス大学が誇る世界最大の癌医療関連施設の集積地である。国内ではニューメキシコ州とアリゾナ州、海外ではトルコに進出している。

急成長を続けるUPMC

米国の医療産業集積の核となっているIHNの中で最も成長著しいのは、ペンシルバニア州ピッツバーグに本部を置くUPMC（University of Pittsburgh Medical Center）である。前述した他の医療産業集積が長い期間を経て形成されたのに対して、UPMCは1980年代初めにゼロスタートした新興勢力である。しかし、1996年に策定した多角化戦略と海外進出が成功し、2009年には遂にメイヨークリニックを収入規模で抜いた。海外進出もイタリア（臓器移植専門国立病院の運営受託、バイオメディカル研究センター）、アイルランド

(癌センター2、病院1)、カタール(救急医療システム)、キプロス(癌センター)、英国(医療情報システムのコンサルタント)と内容が濃い。UPMCは、職員数約5万人、直接雇用医師数2,700名、契約独立開業医数4,000名、ペンシルバニア州西部の人口約400万人の医療圏に病院20に加え400を超えるサテライト施設を配置しているIHNである。UPMCは、センタラヘルスケアと同様に地域医療保険会社を持っており、**図表3-27**のとおり、患者サービス収入と保険料収入が共に順調に伸びている。

UPMCも民間非営利病院IHNであることから、そのガバナンス構造は基本的にセンタラヘルスケアと同じである。違いは、ガバナンスを担う理事会の理事数がセンタラ17名に対しUPMCは61名と多

図表3-27 急成長を続けるUPMC

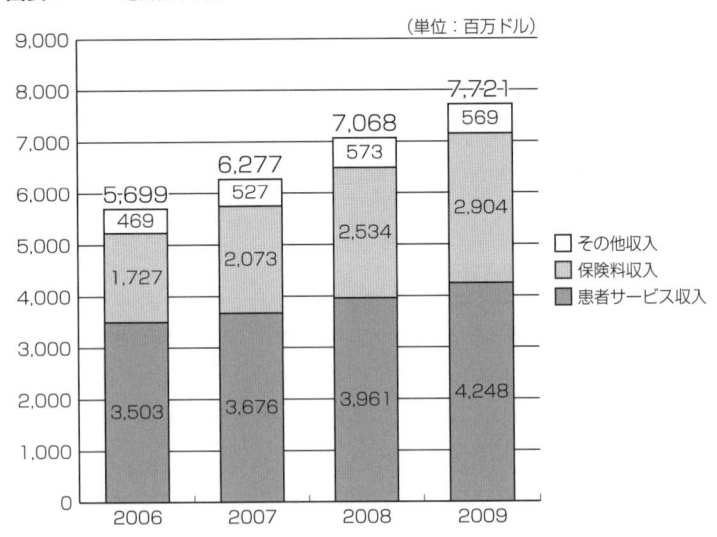

(単位:百万ドル)

年	患者サービス収入	保険料収入	その他収入	合計
2006	3,503	1,727	469	5,699
2007	3,676	2,073	527	6,277
2008	3,961	2,534	573	7,068
2009	4,248	2,904	569	7,721

Copyright© The Canon Institute for Global Studies, All Rights Reserved
(注)四捨五入のため合計は必ずしも一致しない
(出所)UPMC Audited Consolidated Financial Statements Years Ended June 30, 2009 and 2008 等より作成

い点である。その理由としては、まず年間収入規模がセンタラ30億ドルに対してUPMC側が77億ドルと大きいことが挙げられる。しかし、それ以上に重要なのは、ピッツバーグの政界界、大学が医療産業集積を創るためUPMCを全面支援している点である。

ちなみに、UPMCの理事61名の構成は、UPMC側の3名（CEO、財務担当執行役員、医師）が常勤、残り58名が非常勤となっている。そして非常勤理事58名の人選を見ると、ピッツバーグ財界の重鎮3名が議長、第一副議長、第二副議長に就任しているほか、ピッツバーグ大学から学長、医学部長、薬学部教授、医師の4名、カーネギーメロン大学など他大学から4名、地裁判事2名、公益団体役員5名、企業経営者39名、退職医師1名と正に地元一丸の感がある。

図表3-28 IHNを核にした医療産業集積

(例) UPMC

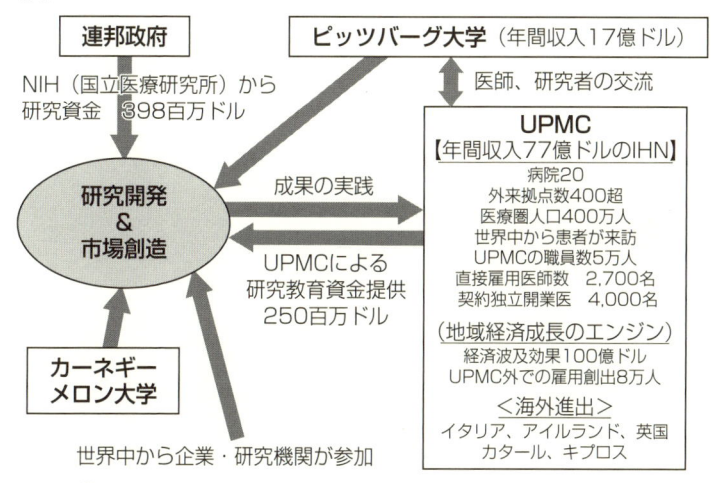

```
連邦政府                    ピッツバーグ大学（年間収入17億ドル）
    │                              ↕
NIH（国立医療研究所）から          医師、研究者の交流
研究資金 398百万ドル
    ↓                                    UPMC
                    成果の実践         【年間収入77億ドルのIHN】
  研究開発         ───────→          病院20
    &                                   外来拠点数400超
  市場創造         ←───────          医療圏人口400万人
                  UPMCによる          世界中から患者が来訪
                  研究教育資金提供    UPMCの職員数5万人
                  250百万ドル        直接雇用医師数 2,700名
    ↑                                   契約独立開業医 4,000名
                                    （地域経済成長のエンジン）
カーネギー                            経済波及効果100億ドル
メロン大学                            UPMC外での雇用創出8万人
                                      ＜海外進出＞
                                    イタリア、アイルランド、英国
  世界中から企業・研究機関が参加      カタール、キプロス
```

Copyright© The Canon Institute for Global Studies, All Rights Reserved
（注）数字は2009年6月期
（出所）UPMC公表資料より筆者作成

図表3-28は、IHNを核にした医療産業集積の概念図をUPMCをモデルに示したものである。IHNであるUPMCはピッツバーグ大学から独立した別法人である。UPMCが地域経済にもたらす経済波及効果は年間100億ドル、UPMC以外での雇用創出8万人と推計されている。驚くべきことに、UPMCがその収益の中から大学側に研究資金を年間約250百万ドルも拠出している。その結果、ピッツバーグ大学の研究資金はNIH（国立医療研究所）からの398百万ドルと合わせると約650百万ドルとなる。この医療分野の研究開発には機械工学に強いカーネギーメロン大学も参加している。そして、この優れた研究開発環境を求めて世界中から医師や科学者がピッツバーグに集まっているのである。

第4章

日本版　医療ニューディール計画

第1節 公的医療保険にオプション導入

保険者財源調整が限界に達したわが国の医療保険制度

2010年8月16日、厚生労働省が2009年度の概算医療費を発表した。概算医療費とは、国民医療費から全額自己負担の医療や労災医療費などを除いた金額であり、国民医療費の約98％を占めることから国民医療費の速報値の役割を担っているものである。2009年度の概算医療費は前年度比3.5％増の35兆3,000億円であり、その主たる増加要因として高齢者増加と技術進歩で費用の高い高度医療を受ける人が増えたことなどが挙げられている。医療機関に支払われる診療報酬が2010年度に10年ぶりに引き上げられていることから、2010年度の医療費も3％を超える高い伸びを示すと予想されている。

このように医療費が増加を続ける中で、各保険者の財政は危機的状況にある。その象徴が準備金マイナスで借金生活に入った協会けんぽである。協会けんぽの医療分の2009年度決算（国の会計ベース）は4,893億円の赤字であり、準備金残高がマイナス3,179億円となったため借入金で対応することを余儀なくされた。そのため、協会けんぽは全国平均の保険料率を8.2％から9.34％に引き上げた。しかし、医療費が高い伸びを続ける一方、雇用者数と賃金水準が低迷して保険料収入が増えないという構造が変わらなければ、協会けんぽが借入金を返済することなどとてもできそうにない。

協会けんぽは、2008年9月まで全国一元管理方式で運営されていた政府管掌健康保険を同年10月に都道府県単位に分割することで誕

生した保険者である。したがって、その保険料率は、本来であれば年齢と所得の地域格差調整を施した上で各都道府県の医療保険収支に基づき決定されるべきものである。それが、**図表4-1**の所要保険料率である。しかし、実際には激変緩和措置が採用されている結果、北海道が保険料率0.42％相当額の財源を他県からもらい、長野県が保険料率0.47％相当の財源を他県に補助している状況にある。

この激変緩和措置は2013年で解消する計画であるが、仮に協会けんぽの収支に改善が見られなければ、政府は現在の医療保険制度の枠組みの下で激変緩和措置を継続する意向のようである。しかし、医療保険制度を安定させるためには、むしろ既存の制度間の利害関係を白紙撤回する形で都道府県単位の地域保険に一気に組み替え、次節で述べる地域医療提供体制と合わせて改革すべきと思われる。なぜなら、協会けんぽへの財源補助を強制されて不満を募らせている健康保険組合も存亡の危機にあるからである。ちなみに、健康保険組合連合会が発表した平成22年度健保組合予算早期集計結果によれば、全1,462組合の約9割が赤字であり、2010年度の赤字は過去最悪となった2009年度の赤字5,235億円を上回り6,600億円に達する

図表4-1 協会けんぽの都道府県別保険料率

(2010年3月以降適用)

	都道府県名	所要保険料率①	激変緩和措置②	適用保険料率①+②
保険料率が高い県	北海道	9.84%	−0.42%	9.42%
	佐賀	9.78%	−0.37%	9.41%
	福岡	9.72%	−0.32%	9.40%
全国平均		9.34%	±0%	9.34%
保険料率が低い県	静岡	9.02%	0.28%	9.30%
	新潟	9.00%	0.29%	9.29%
	長野	8.79%	0.47%	9.26%

(出所) 協会けんぽホームページの公表資料より筆者作成

見込みである。

国民健康保険料の全国格差は5倍超、同じ都道府県内の格差も平均1.8倍

　協会けんぽ、健康保険組合に加えて国民健康保険も収支悪化と制度上の矛盾が臨界点に達している。国民健康保険には市町村が保険者であるものと医師、歯科医、薬剤師など職種別組合が保険者であるものの2種類がある。このうち職種別組合が被保険者の所得が比較的高く財政力があるにもかかわらず長年補助金を受け、なかには架空の被保険者まで届けて補助金を不正受給していた事実が発覚したことは記憶に新しい。

　制度継続が危ぶまれているのは市町村が運営する国民健康保険である。**図表4-2**のとおり、2007年度データによる都道府県ごとの平均で見た場合、一人あたり平均年間保険料8万4,367円に対し、支払い準備金に相当する基金は平均0.09倍（約1カ月分）しかない。これは、多くの市町村で国民健康保険の基金がゼロになるたびに一般会計からの繰り入れを余儀なくされる状況にあることを示唆している。ちなみに、厚生労働省が2010年2月に発表した2008年度国民健康保険（市町村）の財政状況等の速報によれば、市町村が国民健康保険の赤字補填を目的に拠出した一般会計繰入金は2,585億円、これを除いた実質収支は2,384億円の赤字、支出に対する基金の倍率は0.03倍と、事態はさらに悪化している。

　市町村が保険者である国民健康保険の数は、市町村合併を反映し1998年の3,249から2007年には1,804まで急減した。その内訳は、人口の多い市が保険者である国民健康保険が806（平均被保険者数5万1,507名）、人口が少ない町村が保険者である国民健康保険が998（同5,377名）である。町村国保の中には被保険者数が1,000名以下のものまで存在する。このように保険が機能しないほど小規模な保険

図表4-2　国民健康保険料の都道府県別データ（2007年度）

都道府県名	一人あたり平均保険料（円）①	一人あたり平均基金等保有額（円）②	基金等の保有割合 ②÷①
栃木	94,240	13,034	0.14
神奈川	92,349	949	0.01
愛知	90,443	5,565	0.06
千葉	90,290	5,231	0.06
北海道	86,505	5,498	0.06
全国平均	84,367	7,995	0.09
秋田	77,177	12,278	0.16
岩手	74,834	16,981	0.23
愛媛	72,453	8,065	0.11
鹿児島	67,426	9,715	0.14
沖縄	57,628	1,286	0.02

（出所）国民健康保険中央会・都道府県国民健康保険団体連合会「国民健康保険の実態（平成20年度版）」より筆者作成

者に分割されていることもあり、同じ都道府県の中にある市町村間の保険料格差倍率は、**図表4-3**のとおり平均1.80である。千葉県の場合、隣接する茂原市と大多喜町で1.48倍の格差がある。また、全国で比較した場合、大潟村（12万1,439円）と粟国村（2万3,633円）の保険料倍率格差は5倍を超える。

公的制度の下での格差を受け入れることができるかを国民に問う

このように医療財源の流れに大きな歪みと矛盾がある中で、わが国では医療機関に支払われる診療報酬は全国一律である。その結果、努力しない都道府県や市町村が得をするというモラルハザードが発生している。これを解決するためには、既定路線である医療保

図表4-3　国民健康保険料の市町村（保険者）別データ（2007年度）

都道府県名	最高額（円） ③		最低額（円） ④		格差倍率 ③÷④
	市町村名	一人あたり平均保険料	市町村名	一人あたり平均保険料	
栃木	那須塩原市	106,189	那珂川町	64,257	1.65
神奈川	箱根町	107,075	大磯町	79,559	1.35
愛知	尾張旭市	108,466	豊根村	44,878	2.42
千葉	茂原市	106,313	大多喜町	71,775	1.48
北海道	羅臼町	120,679	滝上町	52,129	2.32
全国平均					1.80
秋田	大潟村	121,439	小坂町	54,267	2.24
岩手	盛岡市	93,922	岩泉町	50,191	1.87
愛媛	八幡浜市	82,712	久万高原町	49,845	1.66
鹿児島	いちき串木野	84,176	天城町	31,691	2.66
沖縄	北谷町	74,446	粟国村	23,633	3.15

（出所）図表4-2に同じ

険の都道府県単位での統廃合を早期に実施し、セーフティネット機能を担う医療事業体⇒日本版IHNとも一体となって運営する仕組みを創る必要がある。

　海外では日本は公的制度に基づく皆保険なのだから保険者は一つ、あるいは多くても都道府県と同じ程度の数と考えられている。したがって、2010年3月3日、オーストラリアのニューサウスウェールズ大学で筆者が「実は保険者が3,600以上あり準備金もマイナスの所がある」と説明すると、「どうやって維持するのだ」との質問が返ってきた。

　そもそも医療制度がどのようなものであれ、一国の医療財源を確保する方法には原則税金、保険料、患者自己負担の3つしかない。また、現役世代の医療費については現役世代が全額負担、高齢者医療費の大部分も現役世代が負担、高齢者医療費の一部を高齢者自身が負担、ということも世界共通原則である。そして、医療制度は患

図表4-4　オプション導入した公的医療保険制度の概念図

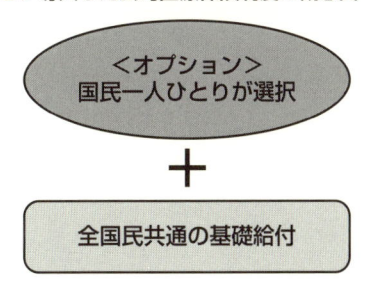

```
        ＜オプション＞
       国民一人ひとりが選択

              ＋

       全国民共通の基礎給付
```

公的医療保険を基礎給付とオプションの二階建てにする
　⇒オプションは公的医療保険の枠組みの中で創設
　⇒保険内容法定により民間保険会社によるオプション代替も可

Copyright© The Canon Institute for Global Studies, All Rights Reserved

者という弱者救済を目的としているものであるから、追加財源獲得の仕組みも可能な限り公的制度の枠組みの下で考えることが好ましい。そこで先進諸国の中には、医療にもっとお金を使いたい人、もしくは高所得者に対して保険料と給付内容のバランスを選択する権利を付与する仕組みを採用している所が現れている。ドイツが2007年4月に導入した選択タリフ（民間保険の手法を用いた任意給付：詳細は医療経済研究機構ドイツ医療関連データ集2009年版参照）やオーストラリアの高所得者に法定給付を提供する民間医療保険加入の選択権を付与する制度がその具体例である。

　図表4-4がわが国の公的医療保険にオプションを付加して二階建てにした場合の概念図である。このように公的医療保険の中にオプションを導入することは、公的制度の下での格差を国民が受け入れることを意味する。諸外国では、国民がこの格差を受け入れやすくするための仕掛けとして、従来の医療保険の給付と保険料のバランスが標準プランとしてあり、変化を好まない国民は標準プランを選択することで納得するという方法が使われている。これは、わが国の医療改革にとって非常に重要なヒントである。後期高齢者医療

制度が迷走していることからも明らかなように、全国民に一律適用する制度に固執している限り、高齢者人口割合が高まれば高まるほど改革が政治的に困難になる。そこで、従来の医療保険を標準プランとして残し、医療にもっとお金を使いたい人にオプションを購入してもらい追加財源を獲得する、というのが筆者の提案である。この時、重要なことは、オプション部分の利益は全額医療に還元し特定の個人には配当されないという非営利の仕組みで制度設計することである。

わが国におけるこれまでの社会保障制度の議論を考えると、公的制度の下での格差には大きな抵抗があると予想される。しかし、公的制度の下での格差を拒否することは、目標とする水準を引き下げ国民皆で自己満足するということに等しい。これが日本国民にとって大きなマイナスであることは、文部科学省が唱えて失敗した"ゆとり教育"を思い出せば明らかであろう。"ゆとり教育"とは、学習の質量を減らして試験の平均点を上げることで教育格差是正と思い込む仕組みであった。しかし、学校での学習レベルが引き下げられれば、資力のある親は子どもをますます塾に行かせる。その結果、教育格差が逆に拡大すると同時に、日本の教育水準全体の劣化と国際競争力の低下を招いた。医療においても全国民に一律適用する制度のままでは、日本国民全体の医療水準を向上させるための財源獲得は困難であるし、格差が拡大する可能性が高い。国民一人ひとりが現実を見据え、考え、社会保障制度を理解する努力をしなければ、近い将来セーフティネットにさらに大きな穴が開くリスクが高まっていることを国民に繰り返し説明する必要がある。

第2節 日本版IHN創造

厚生労働省所管の病院群を地域医療圏ごとに経営統合すべき

　わが国の病院数は、2010年3月時点で国・公立病院1,327、民間病院7,381、合計8,708であり、民間病院の方が圧倒的に多い。しかし筆者は、日本の医療崩壊の主たる原因は国・公立病院側にあると考えている。なぜなら、民間病院は補助金や赤字補填資金を政府から得ることなく自らの設立目的に従って自己責任で経営されているが、国・公立病院は税金で支えられているにもかかわらず互いに協力し合うこともなくその大多数が放漫経営を続けているからである。

　例えば、国立病院は2004年4月に独立行政法人国立病院機構となり経営改革の道筋がつけられた。2010年現在の体制は、144病院、病床数5万6,508床、常勤職員数約5万1,000名である。**図表4-5**のとおり、国立病院全体では医業収益が2004年度6,826億円⇒2008年度7,409億円、最終損益が2004年度赤字16億円⇒2008年度黒字300億円と収支が改善したことは評価できる。しかし、**図表4-6**のとおり、2008年度時点で145病院あった国立病院のうち40病院が赤字である。しかも国立病院の多くが診療業務収益60億円以下の中小病院である。国立病院機構は、全国を6ブロック（北海道東北、関東信越、東海北陸、近畿、中国四国、九州）に分けて地域単位で経営効率化を図ろうと考えているようだが、さまざまな機能を有する医療施設群が垂直統合したIHNのようなシナジー効果を生み出すことが

図表4-5 国立病院全体では収支が改善している

(単位：億円)

	2004	2005	2006	2007	2008
医業収益	6,826	7,004	7,000	7,312	7,409
運営費交付金	516	509	498	490	486
その他補助金	9	16	17	14	12
その他収入	110	135	161	173	172
経常収益	7,461	7,665	7,677	7,989	8,078
経常費用	7,459	7,629	7,553	7,700	7,686
経常損益	2	36	124	289	392
特別損益	▲18	▲32	▲34	▲50	▲92
最終損益	▲16	3	90	239	300

(出所) 国立病院機構公表資料より筆者作成

図表4-6 国立病院機構は中小病院が多く145病院中40病院が赤字

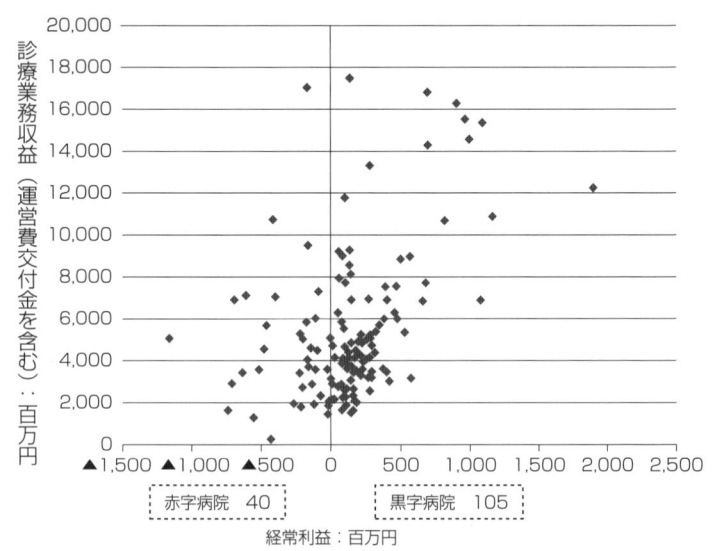

Copyright© The Canon Institute for Global Studies, All Rights Reserved

(出所) 図表4-5に同じ

できていない。その理由は、各ブロック単位で経営管理しているといっても単独施設立地の病院が水平統合しているにすぎない組織だからである。

この構造的欠陥は、同じく厚生労働省が所管している労災病院、社会保険病院でも見られる。労災病院は34施設からなるが、全国にバラバラに立地しグループとしての求心力、シナジー効果はない。そのため、医療事業収入2005年度2,565億円⇒2008年度2,545億円、経常損益2005年度赤字67億円⇒2008年度赤字25億円と、多額の運営費交付金と補助金を得ていながら医療事業体として自立できる見込みが立っていない。また社会保険病院（52施設）は、周知のとおり、自民党政権時代に自立できない社会保険病院は廃止または売却と決定されていたが、民主党が社会保険病院を残すことを公約の一つにして選挙に勝ったため存続が決まった。ところが、どのような経営形態で自立させるかの目処が立っていない。社会保険病院も国立病院同様にその大部分が収入規模60億円以下の中小病院が水平統合したものにすぎない。

このように一人の患者のために医療チームを編成することもない単なる水平統合という構造的欠陥を抱える国立病院、労災病院、社会保険病院を活性化する方法がある。それは、地域医療圏単位で国立・労災・社会保険病院を経営統合し一つの医療事業体として経営することである。こうして設立された医療事業体の重要な役割は、日本版IHNの核になることである。そのスタート時点の経営形態は独立行政法人（職員は非公務員化）が適当だが、将来的には社会医療法人に転換してその経営リスクを政府から切り離すことも視野に入れるべきと思われる。

大学医学部設置要件から附属病院をはずすべき

図表4-7は、国立大学附属病院の収支構造を表している。国立

図表4-7　国立大学附属46病院の収支構造

(単位：億円)

		2007 全体 合計	2008		
			全体 合計	46病院 の平均	東京大学 附属病院
	附属病院収入	7,097	7,468	162	374
	運営費交付金	1,631	1,603	35	124
	附属病院運営費交付金	367	308	7	N/A
	その他交付金	1,264	1,295	28	N/A
	受託研究等収益	112	121	3	23
	寄付金収益	64	71	2	20
	その他収入	137	145	3	16
業務収益		9,041	9,408	205	557
業務費用		8,653	9,021	196	529
業務損益		388	387	8	27

(出所) 文部科学省「国立大学法人等の平成20事業年度財務諸表の概要」等より筆者作成

大学附属病院は毎年予算どおり運営されているため業務損益がマイナスになることはほとんどない。しかし、その医療事業体としての収益力は極めて脆弱である。まず、46病院の1病院あたり平均附属病院収入は162億円であり、最大規模の東京大学附属病院でも374億円にとどまる。また、国から支給される運営費交付金への依存度が高い。これでは海外のブランド医療事業体と医療サービスで競争できるはずがない。

さらに、附属病院運営費交付金が年々減額されているため、他学部の財源でもあるその他交付金を附属病院のために使わざるを得なくなっている。そのため社団法人国立大学協会は、2009年12月9日付けで「国立大学附属病院を取り巻く諸問題への提言」を厚生労働大臣宛てに行った。具体的には、附属病院への運営費交付金の増額、長期借入金債務の軽減措置（例えば承継債務のうち、老朽化等

により資産が存在しないにもかかわらず借入金のみが残っている債務の返済免除)、不採算部門(小児科、産科、救急医療等)への支援措置、附属病院の教職員をはじめとする国立大学法人の教職員に対する行政改革法(人件費を5年間で5％削減)の適用除外、診療報酬制度を附属病院の診療実態を適切に反映したものに改定、新臨床研修制度の抜本的見直し、などである。しかしながら、わが国の財政危機の状況を考えれば、これらの要望が受け入れられる可能性はほとんどない。

そもそも国立大学の数(医学部のない大学も含めると86)そのものが多すぎるのである。少子高齢化が進み、私立大学も含めてわが国はすでに大学過剰状態にある。したがって、今後は大学の統廃合を行わざるをえない。そして、国立大学の経営財務上最も負担になっているのが附属病院である。しかも、臨床教育のフィールドとしての国立大学附属病院の評価は必ずしも高くない。**図表4-8**は、2009年度の臨床研修医マッチングプログラムの結果から見た国立大学附属病院の人気度を示している。横軸が「自大学卒業の採用研修医÷採用した研修医数」、縦軸が「採用した研修医数÷採用予定研修医数(定員)」である。東京大学の場合、採用予定数130名に対して自大学卒業研修医39名、他大学卒業研修医91名、計130名と定員を満たすことができている。しかし、多くの大学が定員割れに陥っている。名古屋大学の場合、採用予定数19に対して自大学卒業研修医は1名であり、他大学卒業研修医12名を合わせても13名にとどまった。鳥取大学の場合、採用予定数40名に対して自大学卒業研修医9名、他大学卒業研修医3名、計12名と惨憺たる状況にある。

では、臨床研修医たちはどこに行っているのか。彼らは学閥がなく症例数の多い佐久総合病院、国保旭中央病院などを選んでいるのである。これは、臨床教育のフィールドは医学部附属病院である必要がないことを示唆している。そこで、わが国で医学部新設論争が起きていることでもあり、医学部設置要件から附属病院をはずすこ

図表4-8 臨床研修マッチングプログラムの結果（2009年度）

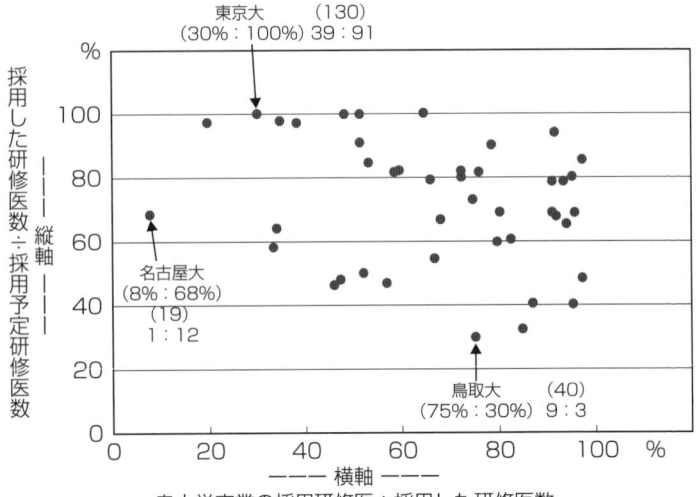

縦軸：採用した研修医数÷採用予定研修医数

横軸：自大学卒業の採用研修医÷採用した研修医数

グラフ中の記載：
- 東京大 （130） (30%：100%) 39：91
- 名古屋大 (8%：68%) (19) 1：12
- 鳥取大 （40） (75%：30%) 9：3

Copyright© The Canon Institute for Global Studies, All Rights Reserved

（出所）医師臨床研修マッチング協議会「研修プログラム別マッチング結果（2009/10/29現在）」等より筆者作成

とを提案したい。実際第2章、第3章で述べたとおり、他の先進諸国では大学医学部は附属病院を持たず、地元のIHNと業務提携することで臨床教育のフィールドを確保する方法が一般的である。医学部設置要件から附属病院がなくなれば、現在、臨床研修医に人気の高い病院と大学が業務提携することにより低コストで医学部新設が可能となる。また、国立大学も附属病院を切り離すことで経営財務上の負担を軽減すると同時に行政改革法の人件費削減要請をクリアできる。それでも附属病院を持ちたいと大学が自治権を行使するのならば、自ら責任を負うべきである。

図表4-9　公立病院(自治体立)の収支構造(全体合計)

(単位:億円)

		2005	2006	2007	2008
	医業収益等	36,298	34,836	34,982	34,233
	運営費繰入金 (1)	5,246	5,254	5,290	5,668
	総収益	41,544	40,090	40,272	39,901
	総費用	43,021	42,075	42,219	41,717
	最終損益	▲1,477	▲1,985	▲1,947	▲1,817
	累積欠損金	▲17,820	▲18,736	▲20,015	▲21,368
資本支出繰入金 (2)		1,830	1,787	1,671	1,841
繰入金合計 (1)+(2)		7,076	7,041	6,961	7,509
自治体病院事業体の数		982事業体	973事業体	957事業体	936事業体
赤字病院の割合		67%	77%	74%	71%

(出所)地方公営企業年鑑より筆者作成

公立病院を経営統合し広域独立行政法人に

　図表4-9は、自治体が設置者である公立病院全体の収支構造である。国民医療費が増加を続ける中で、公立病院の医業収益等は2005年度3兆6,298億円⇒2008年度3兆4,233億円と減少している。その一方で、経常費用に充てる自治体からの運営費繰入金は2005年度5,246億円⇒2008年度5,668億円と増加、設備投資のための資本支出繰入金も2005年度1,830億円⇒2008年度1,841億円と高止まりしている。このように年間約7,500億円もの補助を受けながら公立病院は毎年2,000億円近い赤字を出し続けている。2兆円を超える未処理の累積欠損金は最終的には地域住民が負担させられることになる。

　公立病院の中には国保旭中央病院のように創業以来黒字経営を続けているところもある。しかし、その大半はビジネス常識を欠いたカルチャーの中で放漫経営であることすら自覚できていない。ある自治体は、"PFI (Private Finance Initiative)"の旗の下に美術館のような設計の病院を建設し赤字に苦しんでいる。筆者がそのPFI

契約の相手方であるゼネコンの社内講演会で「PFIによって顧客公立病院の経営問題が解決できると思っているか」と質問したところ、「解決できるとは思っていない。PFIと言えば受注し易くなるから使っているだけだ」と正直な回答が返ってきた。また、公立病院による過剰投資は医療機器についても顕著である。近接している公立病院同士や国立病院、国立大学附属病院が税金で最新医療機器導入競争を行い患者を奪い合うことが全国で常態化している。

このように国・公立病院が税金を使った過剰投資を行い続けているのは、地域医療経営のガバナンスを欠いているからにほかならない。地域医療経営のガバナンスとは、一定規模（諸外国の事例から人口100万人前後が一つの目安）の医療圏内でセーフティネット機能を果たす医療施設群の施設配置・医療機器投資を一元的に意思決定する仕組みのことである。わが国の場合、地域医療経営のガバナンスを創る手順としては、前述のとおり、まず厚生労働省所管の国立・労災・社会保険病院を地域医療圏単位で経営統合し、自治体立の公立病院については、この国立・労災・社会保険病院によって形成された医療事業体と一緒になるか、公立病院同士のみで経営統合することが考えられる。後者の公立病院同士が経営統合する場合の経営形態としては広域地方独立行政法人が有効と思われる。

この広域地方独立行政法人のトップ候補として、地域によっては社会医療法人理事長が有力である。**図表1-5**（27頁）のとおり、社会医療法人の間には収益力に大きな格差があるが、事業規模が大きくすでに当該医療圏で公立病院以上の役割を果たしているところもある。社会医療法人は特定の個人に出資持分がなく、ガバナンスも地域で行う形式が整っている。したがって、広域地方独立行政法人のトップを社会医療法人理事長が兼務し、両法人が一体となった経営成果を地域住民が認めた段階で社会医療法人と合併すれば、病院経営リスクから自治体を解放することが可能になる。

また、広域独立行政法人は職員の非公務員化を前提にすべきであ

る。一般的に非公務員化に対する職員の反対が強いと考えられている。しかし、筆者がヒヤリングした結果によると、医師で非公務員化に反対する者はほとんどいない。公務員でなくなった医師は雇用契約上の取り決めしだいでアルバイトが可能になるし、非公務員化による給与体系見直しの目的の一つが医師給与を民間並みに引き上げることにあるからである。また、30歳前後の正看護師も非公務員化に賛成する者が多い。彼らは、年配の准看護師が自分たちより高い給料をもらっていることに強い不満を抱いている。そして、非公務員化に反射的に反対する人々が念頭に置いているのは、基本給の59カ月分という退職金である。しかし、財政危機を背景とした公務員人件費削減の一環として近い将来民間企業と比べて法外な退職金がカットされる可能性が高い。そうなると退職金カットがある前に雇用主都合で退職し、「基本給59カ月分＋割増し退職金」をもらって広域独立行政法人に再就職した方が得である。筆者の知人のベテラン看護師たちは、この理屈を自分たちで計算し"非公務員化賛成"と言っていた。

　自治体立の公立病院の退職金には別の大きな問題がある。地方公務員286万人（2009年4月現在）のうち約51万人が退職金財源確保を都道府県別に設置された総合事務組合によっている。しかし、2007年度データを見ると、退職金給付額5,413億円に対して積立金が6,016億円しかない。都道府県によってはこの積立金が退職金給付額の数カ月分しかないところがある。つまり、民間企業であれば退職金財源が会計原則に基づいてきちんと積み立てられるが、総合事務組合の退職金は事前に積み立てるという発想が元々なく、総合事務組合に参加した市町村が単年度ベースで財源を融通しあっているにすぎないのである。この仕組みの下では、職員の平均年齢が相対的に低く退職金支払いが少ない組織ほど損である。なぜなら、総合事務組合に対する毎年の拠出額は参加市町村全体の退職金支払額をベースに決められるため、平均年齢が相対的に低い組織は拠出額

が受取額を上回るからである。そして、看護師が若い世代に入れ替わる公立病院の場合、常に他の市町村組織より平均年齢が低い。ということは、公立病院は常に総合事務組合に対する拠出額が受取額を上回り、設置者以外の市町村のために退職金財源を負担させられていることになる。総合事務組合に留まっている限り公立病院がその差額を取り戻すことは永久にできないのである。

IHNの本質は「機能分化に基づく医療施設のダウンサイジング」

上述のとおり、筆者は、国立・労災・社会保険病院や公立病院の地域医療圏単位での経営統合を提言した。しかし、既存の病院を経営統合しただけでは水平統合にとどまりIHNとは呼べない。なぜならIHNとは、地域住民が必要とする医療サービスのすべてを提供するために異なる機能を持った医療施設が垂直統合した医療事業体のことであり、その本質は「機能分化に基づく医療施設のダウンサイジング」にあるからである。医療の世界的潮流は、急性期病院から在宅ケアへのシフトである。在宅患者に包括的プライマリーケアを提供するためには医療チームで患者情報を共有する仕組みを構築すると同時に、無床だが必要な機能が整ったサテライト施設を多数配置する必要がある。この医療施設のダウンサイジングにより構築された地域医療ネットワークの経済性と成長性は、情報システムが技術進歩により大型コンピュータからパソコン中心に移行し急成長したことを考え合わせれば、理解いただけるであろう。

図表4-10は、岩手県立病院の収支構造である。岩手県は、病院数21、地域診療センター4で構成するわが国の自治体の中で最大規模の地域医療ネットワークを運営している。しかし、2009年の決算で見ると、190億円もの繰入金で補助しても22億円の赤字を出し、累積欠損金が189億円に増えている。これは、県立の医療施設に対

図表4-10　岩手県立病院の収支構造

(単位：億円)

	2004	2005	2006	2007	2008	2009
医業収益等	810	829	798	780	775	782
運営費繰入金 (1)	142	140	137	141	141	136
総収益	952	969	935	921	916	918
総費用	967	964	945	932	945	940
最終損益	▲15	5	▲10	▲11	▲29	▲22
累積欠損金	▲123	▲118	▲128	▲138	▲168	▲189
資本支出繰入金 (2)	41	46	39	37	37	54
繰入金合計 (1)+(2)	183	187	176	178	178	190

（出所）地方公営企業経営研究会編「地方公営企業年鑑」、平成21年度岩手県立病院等事業会計決算概要等より筆者作成

する県民のニーズと医療資源の配分にミスマッチが発生しているからである。ミスマッチの発生はこの地域医療ネットワークが水平統合にとどまっていることの証でもある。そして、水平統合から脱却し垂直統合したIHNに進化することを妨害しているのは議会である。2009年3月6日、岩手県知事が県議会で土下座をするシーンがインターネット上に流れた。これは、医師不足を理由に県立の6施設で入院患者の受け入れを中止、その替わりに住民の病院へのアクセス手段となるマイクロバス購入という知事の提案を議会が否決したため、知事が議会に再び審議するように求めた場面であった。地域医療ネットワークが医療へのアクセス向上と採算向上を同時に達成するためには、入院施設を集約化した上でサテライト施設を多数配置することが基本戦略である。したがって、岩手県知事の判断は正しい。

　筆者は、米国において岩手県よりの過疎地の地域医療圏に世界標準の医療を提供し医師が集まっているIHNをいくつも見てきた。したがって、岩手県においてもサテライト施設を多数配置することにより医療へのアクセスが向上したと県民に納得してもらうことは可

能と考えている。また、医師不足解消のためには、県立医療施設のどこに配属されていても世界標準の臨床研究・教育に直結しているという仕組みを作る必要がある。そのためには、前著『医療改革と統合ヘルスケアネットワーク』で記したとおり、海外のIHNと業務提携して人材・技術交流を行うことが非常に有効と思われる。

世界標準の医療を追求するIHNに必要な収入規模は500億円

　第2章と第3章で紹介したように、諸外国にはIHNとなり収入規模が1,000億円を超える医療事業体が多数存在し、世界標準の医療を追求することでブランド競争を行っている。しかし、米国フロリダ州のサラソタ・メモリアル・ヘルスケアシステムやオーストラリア・ヴィクトリア州のオースティンヘルスのように収入規模が500億円前後のIHNであっても、臨床レベルでは大規模IHNに負けていない。これは、収入規模500億円で黒字経営を行っているIHNであれば、医療技術進歩に合わせて設備投資を行い世界標準の医療を追求することが可能であることを意味している。そして、前述した国立・労災・社会保険病院や公立病院を地域医療圏単位で経営統合することにより、わが国でも全国各地に500億円規模の医療事業体を創出することは可能である。

　このように医療事業体の規模を大きくしてIHNを目指すことにはさまざまなメリットがある。第1のメリットは、学閥がなくなることである。公立病院改革に多大な貢献をなさった故武弘道氏は、その遺著『病院経営は人なり』（2009年、財界研究所刊）において「日本の医療から学閥をなくそう」と提言している。わが国の医療事業体に学閥がはびこっている理由の一つは、個々の医療事業体の規模が小さいからである。医療事業体の事業規模が大きくなれば、特定の大学に依存することでは医師確保ができないので、必然的に

全国公募になる。第2のメリットは、医療評価情報集積と医療の標準化が進むことである。そうなれば、他の医療機関も大規模医療事業体が構築した医療情報ネットワークや臨床プロトコールの活用に参加せざるをえなくなる。その結果、将来保険者が都道府県単位で統合された時の重要なインフラができる。第3のメリットは、医療に関わる購買・物流の効率化が進むことである。医療事業体の規模が大きくなることは、その事業体自体が共同購買機能を持つことを意味する。また、常に設備投資をどこかで行っているので医療機器購入先や建設会社等に対する価格交渉力が高まる。第4のメリットは、人材が育つことである。どのような職種であれ人が成長するためにはさまざまな経験を積むことが大切である。しかし、規模の小さい医療事業体では人事ローテーションができない。そのため仕事がマンネリ化する。わが国で医療経営人材が育っていないのは能力向上のためのチャンスが与えられていないからである。第5のメリットは、医療事業体経営トップの発想がグローバルになることである。筆者は、海外調査をするたびに「日本はトヨタやソニーを生み出した国なのに、どうして医療サービス分野だけはグローバル競争できる事業体がないのだ」と言われ悔しい思いをしてきた。しかし、個々の医療専門人材、医療設備で日本が諸外国に劣っているわけではない。問題は、マネジメントの仕組み、地域医療経営のガバナンスを欠いていることにあるのである。筆者としては、わが国にも本格的なIHNが多数誕生し、医療サービス分野でグローバル競争に打って出る経営者が登場することを願って本書を記ししだいである。

追補 医療シンポジウム「医療改革と経済成長」議事録

　以下は、2010年7月13日にキヤノングローバル戦略研究所が国立がんセンター国際研究交流会館で開催したシンポジウム「医療改革と経済成長」の議事録である。外部講師は、次の4名の方々である。

　　西澤延宏氏　長野県厚生連佐久総合病院　副院長
　　神野正博氏　社会医療法人財団董仙会理事長
　　Howard P. Kern（ハワード・カーン）氏
　　　President & Chief Operating Officer, Sentara Healthcare
　　Jeffrey Braithwaite（ジェフリー・ブライスウェイト）氏
　　　Professor, University of New South Wales

外部講師の方々のご了解を得て議事録を作成したが、講師が使用したスライド資料がなくても理解できるようにアレンジしており、文責は筆者にある。スライド資料が必要な読者は、当研究所のホームページ（http://www.canon-igs.org/）に日本語版と英語版の両方を公開しているのでご覧いただきたい。また、パネルディスカッションにおける会場からのご質問・ご意見については匿名で掲載させていただいたことをご了承願いたい。

（講演録）

■はじめに

福井俊彦（キヤノングローバル戦略研究所理事長）

　キヤノングローバル戦略研究所の福井でございます。本日のシン

ポジウムのテーマは「医療改革と経済成長」です。今世紀に入り医療の変革が起きていると認識しています。その要因は、医療分野の技術革新がスピードを増して進んでおり、人口に占める高齢者の割合が多くの国々で上昇していることを背景に、医療に対するニーズが増加すると同時にその中身が変化していることにあると思われます。医療の変革が多くの地域で不可避であるとすれば、それを上手く編成していけば、それが新たな経済成長のエンジンになる、あるいはエンジンに仕立て上げていくことが可能ではないか、と考えるわけです。このような問題意識を根底において本日のシンポジウムを編成いたしました。

医療の変革と申し上げましたけれども、より具体的には医療提供体制の改革ということです。世界の潮流は、急性期ケアからリハビリ、在宅ケア、予防に至るすべての医療サービスを品揃えした地域医療ネットワーク事業体を創る方向に進んでいます。わが国においてもそのような方向で編成しなければなりません。そのためには、制度・仕組み、あるいは財政からのサポート体制も整えていかねばならないと考えます。

本日は、米国、オーストラリア、日本において地域医療ネットワークを実際に経営しておられる専門家、あるいは地域医療ネットワークの経営の仕組み、ガバナンスの仕組みの研究者にお越しいただきました。米国からはセンタラヘルスケアのハワード・カーン氏です。センタラヘルスケアは、米国に約600ある地域医療ネットワークの中で、最も経営が優れていると評価されている非営利医療事業体です。その社長であるカーン氏にお越しいただいています。オーストラリアからは、ジェフリー・ブライスウェイト教授です。オーストラリアでは公立病院を核に米国のセンタラヘルスケアと同じような地域医療ネットワークを構築しています。資源国であるオーストラリアは、経済が順調であることから、医療に追加財源を投入して医療提供体制を拡充するという積極的な改革を進めようとしてい

ます。ジェフリー・ブライスウェイト教授からは、この点も含めてお話しいただけるとのことです。

　日本については、当研究所の松山が話をさせていただきますけれども、そのほかに二人の講師をお招きしています。その一人は西澤先生です。日本において急性期ケアから在宅ケアに至るまでのすべての医療サービスを品揃えした地域医療ネットワークのビジネスモデルを海外に先駆けて創り出した事業体があります。それは長野厚生連の佐久総合病院です。本日は、佐久総合病院の副院長である西澤先生にお越しいただいています。もうひと方は、神野先生です。2007年の医療法改正により社会医療法人という新しい仕組みが導入されました。社会医療法人とは、公益性の高い民間医療事業体に与えられる称号で、今後地域医療ネットワークで中心的役割を担うことが期待されている組織です。本日は社会医療法人の経営者の中でオピニオンリーダーである神野先生にお越しいただき、その実情についてお話を賜りたいと存じます。各講師の方々からのお話を聞いた後、皆様からも積極的な意見を頂戴し、議論を盛り上げたいと願っています。

▌医療改革を経済成長に結びつける突破口を開く

松山幸弘（キヤノングローバル戦略研究所主席研究員）

　キヤノングローバル戦略研究所の松山です。本日のシンポジウムのタイトルと同じ「医療改革と経済成長」というテーマでご報告させていただきます。まず初めに問題提起です。医療介護費に占める病院入院費用の割合推移を米国、カナダ、日本について見てみると、加速する医療技術の進歩が医療経営にどのようなインパクトを与えているかが分かります。1980年時点では、病院入院費用の割合は40％を超えていました。それが2000年には30％近くまで下落、その後も徐々に下がり続けています。その意味するところは、急性期

病院が単独施設のみで経営を行うことは成長性において不利になるということです。2001年に米国で出版された医学用語辞典に重要な事実があります。それは、病院の定義が「単独の医療施設」ではなく「垂直統合した医療事業体によってカバーされる地域全体」へと大きく変化したことです。

医療改革論争で取り上げられていると私が認識している問題提起は、「公的制度の制約と財政危機の下で医療の追加財源を獲得する方法があるのか？」、「どのようにすれば医療で新規雇用を創り出し経済成長に結びつけることができるのか？」、「医療サービスで外貨獲得が可能か？　医療は所詮内需産業ではないのか？」、「米国、EU等で形成されている世界ブランドの医療産業集積をわが国にも創るにはどうしたらよいのか？」、「国・公立病院の経営リスクを国・自治体から切り離すことができないか？」の5つです。これを言い換えるならば、既存の仕組みのままで財源投入しても効果が薄いということです。そして解決のキーワードは、「公的医療保険にオプション導入」、「垂直統合：Vertical Integration」の2つです。

次に、わが国の医療改革を巡る常識の誤りとして9項目を挙げさせていただきたいと思います。常識の誤り①は、昨今診療報酬が低すぎるという批判が医療界から出ていましたけれども、事実確認をすれば「日本の診療報酬は全体では低すぎることはない」という点です。ちなみに、本日講演をしていただく西澤先生が所属しておられる長野厚生連は、診療報酬が最も低いと言われた2008年度において事業収益781億円、経常利益9億5,000万円の業績をあげています。これは、予防・在宅ケアから急性期ケア・救急医療まですべてを提供していれば黒字経営になることを意味しています。この常識の誤り①を補完する根拠として、日本で最も医療費が低い地域である千葉県の東総医療圏において、国保旭中央病院が1953年の創業以来黒字経営を続けているという事実があります。

常識の誤り②は、実は「先進諸国中、日本の医療提供体制が最も

営利性が強い」ということです。医療機関の営利性判断基準のグローバルスタンダードは、「利益が特定の個人に帰属するか否か」言い換えると「利益が100％地域に還元されるかどうか」です。約8,700あるわが国の病院のうち約5,300が持分有り医療法人病院です。先ほどの判断基準によれば、この持分有り医療法人病院は営利目的です。したがって、営利目的病院が病院全体に占める割合が最も高いのは日本ということになります。

常識の誤り③は、「連携ではなく統合」です。わが国では地域医療ネットワークの議論に際し"連携"という言葉が強調されます。しかし、連携で地域医療ネットワークを創ることは難しいのです。これを見事に説明したのが、ハーバード大学のマイケル・ポーター教授の著作『Redefining Health Care』(邦訳タイトル：医療戦略の本質)です。ポーター教授の主張は、医療事業体が健全経営で成長するためにはインテグレイテッド・プラクティス・ユニット(Integrated Practice Unit：IPU) すなわち病態別統合型診療ユニットを複数構築して地域医療ネットワークを形成することが有効だということです。この本の中でそのモデルとして紹介されているのが、カーン氏が経営しているセンタラヘルスケアなのです。英国、フランス、オーストラリアなど米国以外の先進諸国でも類似の概念として「クリニカルガバナンス」が重視されており、トップダウン方式で地域医療ネットワークが創られています。これに対してわが国では連携がしばしば強調されていますが、地域医療ネットワークは遅々として進んでいません。

その理由を理解するためには、医療市場特有の矛盾である「医療の質向上とコスト節約に努力した医療機関にその経済的ベネフィットが100％還元されない」ことに着目する必要があります。連携が機能するのは参加事業体間の利害一致時のみであり、利害対立が起きた途端に意思決定ができずに連携が解消されてしまいます。しかし、その事業構成要素のすべてが1つの事業体内にあれば、部門間

の利害対立が調整できない場合でも全体の利益の観点から経営意思決定が必ずなされます。これを別の観点から説明したのが、2009年にノーベル経済学賞を受賞したウイリアムソンです。ウイリアムソンが1990年代に書いた本に示唆されていましたけれども、医療の場合、保険者と医療機関の経済的損得が正反対である、急性期病院と非急性期医療事業者が収益分配争いをする関係にある、その結果、医療の標準化等が遅れるのであり、これを解決するには１つの組織にする必要がある、ということなのです。つまり、医療の競争政策は、個々の医療施設間の市場原理に基づく競争で議論するのではなく、地域医療事業体の間で地域間競争を促す発想で考えるべき、ということを示唆しています。したがって、常識の誤り④は、「医療では市場原理賛成派、市場原理反対派ともに誤り」です。

　常識の誤り⑤は、「医師や看護師と対立する保険者機能強化は的外れ」です。わが国では医療費抑制のために保険者機能強化が強調されていますけれども、保険者機能の本質は医療評価情報の集積にあるはずです。そして、医療評価情報を作成しインプットするのは臨床現場の医師や看護師です。したがって、医師や看護師と対決するような仕組みの保険者機能は失敗します。ちなみに、保険部門と医療提供部門が統合し医療評価情報の活用が世界一できているのは、米国のIHNカイザーパーマネンテです。そのカイザーにはレセプトがありません。英国、カナダ、オーストラリアなど財源と医療施設が政府により一元管理されている国でも類似の仕組みになっており、医師等が医療評価情報集積に協力するのは彼らの本業です。ところが、わが国では国・公立病院の間ですら情報共有されていません。

　常識の誤り⑥は、「医療ＩＴ投資コストは医療費節約効果だけでは回収できない」です。医療ＩＴ投資コストは非常に大きいので、重複検査解消や医療ミス防止といった医療費節約効果だけで回収することは無理です。医療費節約効果に加えて、患者囲い込みによる

増収と質向上による臨床の求心力、ブランドの強化が達成されることが必要なのです。

常識の誤り⑦は、「既存の民間医療保険では公的保険の代替はできない」です。なぜなら、わが国の民間医療保険の場合、保険料に占める事業費の割合が20％前後と高く、公的医療保険より経済性に劣るからです。また、健常者のみ募集するクリームスキミングを行いますので、患者を救済するという医療保険本来の目的を達成することができません。仮に民間医療保険を公的医療保険の代替に使うのであれば、改善策として、既往症を理由とした加入謝絶の禁止や給付内容の標準化を法定すべきです。

常識の誤り⑧は、「医療産業集積イコール医療施設・企業の集中立地ではない」です。わが国には自らを医療産業集積と呼んでいる地域がありますが、医療関連施設・企業を1カ所に集めているだけで、世界中から医師、研究者、患者が集まるということが起きていません。これに対して、米国に形成されたグローバルスタンダードの医療産業集積を見ると、世界中から医師、研究者、患者が集まっています。また、医療産業集積の核になっているIHNの収入規模は50億ドルから100億ドルです。さらに重要なことは、このIHNと大学が業務提携しており、大学は医療経営リスクを負わず、IHNが大学に研究資金を提供している点です。医療産業集積ブランドの決定要因は臨床の求心力なのであり、臨床の求心力とは医師、研究者、患者が世界中から集まるということなのです。

民主党が発表した新成長戦略において医療ツーリズムによる医療追加財源獲得が目玉の1つになっています。しかし、世界はすでに医療ツーリズムから病院・医学部を直接相手の国に輸出する時代に入っています。これが常識の誤り⑨です。医療サービスの国際競争を考える時に重要なポイントは、それを実践している医療事業体の規模です。例えば、中東ドバイの国際医療都市運営をコンサルタントしているハーバード大学が業務提携しているマサチューセッツ州

のIHNの年間収入は合計97億ドルです。中東カタールに医学部分校を設置したコーネル大学は、コロンビア大学と合弁でニューヨーク州にIHNを構築しており、その年間収入は92億ドルです。米国の医療産業集積の中で最も成長率の高いUPMCの年間収入は77億ドルです。つまり、医療サービスで国際競争に挑むのであれば、ライバルがどういう状況にあるかを知る必要があるのです。それから、今日本で言われている医療ツーリズムはアジア市場がターゲットになっていますが、アジアで活躍している病院グループは自分の国以外にも病院建設して直接進出する能力を持っているということを認識しておかねばなりません。

次に、欧米諸国の医療提供体制改革の最新動向について簡単に説明します。カナダは、州別に医療制度を運営しています。その中で、オンタリオ州が2006年に地域医療システム統合法を制定したことが注目されます。ここで注意すべきは、医療システムという場合のシステムとはコンピュータのことではなく"地域社会の仕組み"だという点です。フランスは、2009年7月に新しい地域医療ガバナンス法を成立させました。この新法のキーワードは"ワンストップショップ"であり、これは先ほどの垂直統合と同じ意味です。オーストラリアのニューサウスウェールズ州では州内に8つの医療公営企業を設置しています。この医療公営企業の仕組み、事業規模、施設配置は、米国のIHNと類似したものです。米国の民間非営利病院IHNのガバナンスについては、後ほどセンタラヘルスケアのカーン社長に解説していただきます。

次に、日本の医療提供体制の欠陥についてご説明します。国立病院は、以前から経営改革に取り組んだ成果もあって、全体では収支が大きく改善したと評価できます。しかし、145ある国立病院を個別に見ると、多くが診療業務収益60億円以下の中小病院であり、これらがバラバラに経営される中で40病院が赤字の状況です。ご承知のとおり、社会保険病院が政治に翻弄されています。自民党政権時

代に、社会保険病院52病院のうち自力で存続できるものは残し、できないものは売却、廃止すると決められていました。それを民主党政権が存続させると公約したのですが、そのための法案が6月に廃案となりました。国会の議論が歪んでしまったのは、個別病院存続の視点ではなく、その医療圏における医療資源最有効活用の発想を欠いているからです。日本には自治体病院が約1,000ありますけれども、毎年7,500億円もの補助金を得ていながら約1,800億円もの赤字を出し続け、処理できていない累積欠損金が2兆円を超えています。これから問題が大きくなるのは、国立大学附属病院です。国立大学附属病院のための運営交付金は年々削減される方針です。その削減された分を補うため他学部の予算になるべき財源が使われている状況です。したがって、近い将来、国立大学が附属病院を持っていることができなくなる時代が来ると予想されます。しかし、そのことが逆に改革の突破口になるかも知れません。

　以上のようなわが国の現状を踏まえた上で、医療改革を経済成長に結びつける突破口について述べたいと思います。突破口の①は、既定路線である医療保険の都道府県単位への統廃合を早期に実施することです。海外では日本は皆保険なのだから保険者は1つなのだろうと考えられています。したがって、私が「実は保険者が3,600以上あり準備金もマイナスの所がある」と説明すると、「どうやって維持するのだ」と質問されます。これを打開するためには、医療保険を都道府県単位で早く統廃合して、これと新たに創る医療公益企業との統合経営を行うべきと考えています。

　突破口の②は、公的保険を2階建てにして追加財源獲得を図るということです。その理由は、少子高齢化、低経済成長により世代間、所得階層間の利害対立が激しくなる中で、国民に一律適用する仕組みのままでは、医療改革のためのコンセンサス作りがますます困難になるからです。これを解決するためには、現在の制度の"給付内容と保険料のバランス"を標準プランとして残した上で、もっ

と医療にお金を使いたい人や逆に健康管理をきちんとする代わりに保険料負担を軽減したい人のためにオプションプランを設け、国民一人ひとりに選ばせるという仕組みを工夫する必要があると考えています。

　突破口の③は、政府依存から自立できる医療公益企業を多数創設すべきということです。その経営形態としては、現在すでにある制度、具体的には独立行政法人や社会医療法人が使えます。この医療公益企業は非公務員化を前提にしており、非公務員化に対する抵抗が大きいことも理解しています。しかし、財政危機を背景に公務員給与引き下げ圧力が高まれば、今のうちに「基本給の59カ月分＋雇用主側理由による退職金割増」で退職金をもらった方が得なわけですので、職員との交渉は可能と思います。この医療公益企業の事業規模が1,000億円を超えるものになれば、十分に海外のIHNと競争することが可能になります。かつ民間病院との共存も可能です。その際重要なことは、大学医学部設置要件から附属病院をはずし、附属病院が医療公益企業と一体となる道を作ることです。そして、医療提供体制改革のための公費は全国一律にバラまくのではなく、意欲のある地域のみ政策的に支援するという政治スタンスが不可欠と考えます。

▎地域完結型医療提供体制を構築し、「日本一の地域医療」を目指す

西澤延宏（長野県厚生連佐久総合病院副院長）

　佐久総合病院の西澤です。本日は「病院完結型医療体制から地域完結型医療体制へ」というテーマでお話をさせていただきます。厚生連は、ＪＡ農協グループの医療事業部門を担う組織です。農村に暮らす人たちの健康を自ら守るために設立された事業体です。全体では病院数117、診療所数64、事業収益6,277億円です。その特徴は、農協によって設立された県単位の組織であり、非営利公的組織

として非課税措置を受けていることです。独立採算制のもと、急性期医療のみでなく健康管理、高齢者介護にも注力しています。

長野県厚生連は全国の厚生連の中で2番目に大きな事業体です。長野県は日本の真ん中に位置する人口220万人の県です。長野県厚生連には11病院あり、そのうち佐久総合病院は佐久市にあります。佐久総合病院の医療圏は東信地域です。東信地域の人口は42万人で佐久総合病院が唯一の救急救命センターです。東信地域の面積は人口850万人の神奈川県と同じです。佐久総合病院の南側は小さな村が点在している中山間部です。長野県厚生連の業績は、2008年度に事業収益781億円、経常利益9億5,000万円を計上しました。さらに2009年度の経常利益は24億円で、11病院すべてが黒字でした。経営目標、人事、財務については各病院が半独立で、かなり独自性を持って運営されています。組織上は理事会が中心となって経営が行われています。

佐久総合病院は診療科目29、病床数1,193の病院です。821床の本院以外に美里分院、小海分院、老人保健施設があり、無床診療所も6カ所持っています。職員数は1,924名、そのうち医師は215名です。健康管理センター、訪問看護ステーションなどさまざまな関連組織もあり、その組織構造はIHNに近いと言えます。2008年度の収支を見ると、事業収益216億円、そのうち入院収益が127億円、外来収益が65億円であり、利益が8億1,000万円でした。佐久総合病院は1944年設立以来黒字経営を達成しています。基本理念は、「『農民とともに』の精神で医療および文化活動を通じ、農民の命と環境を守り、生きがいのある暮らしが実現できるような地域づくりと国際保健医療への貢献を目指す」ことです。

佐久総合病院の事業活動のあり方として「5：3：2方式」を掲げています。これは、病院の持つ力を10とした場合、入院医療5、外来医療3、公衆衛生活動（地域医療）2ということです。つまり、保健予防のみでなく地域ケア・福祉活動にも努めるということ

です。「予防は治療に勝る」が佐久総合病院のスローガンの一つです。

　地方の病院にとって最大の経営課題は医師の確保です。佐久総合病院では、自前の医師養成システムを構築することにより、この問題に取り組んできました。例えば、1954年から1967年の期間インターン生を約100名受け入れました。1968年から臨床研修指定病院となり実習医学生を積極的に受け入れてきました。初期研修医については学閥を排除し全国公募を行うことにより、2010年度までに369名を受け入れています。一般的には病院医師は大学からの派遣が多いのですが、佐久総合病院の場合は医師215名のうち大学からの派遣は50名程度です。特定の診療科については大学から派遣してもらっていますが、病院で中心になる内科、外科、総合診療科の医師は研修医から病院内部で育てた医師たちです。私も29年目の研修医です。研修医たちは大学からの派遣というよりは佐久総合病院の基本理念に魅かれて集まってきています。

　佐久総合病院の基本理念を別の言葉で表したものとして「二足のわらじ」があります。まず高度先進医療です。当院は、地域中核病院・総合病院としての使命を担っており、救急救命センターであり救急ヘリも持っています。急性期病院は通常この高度先進医療に特化しています。しかし、当院は高度先進医療のみでなく地域に根ざした医療、すなわち、診療所などの第一線医療、在宅ケア、総合診療科にも力を入れています。在宅ケアの登録患者さんは現在300名を超えています。専門医と一般医が一緒に仕事をする体制にあります。このように佐久総合病院は、今までのところ自己完結型、自分の所でなんでもやる病院だったわけです。

　今、地域で必要とされている医師は一般医ですが、日本の医学部のプライマリーケア教育体制が遅れていますので、当院は自ら育てています。「地域で働く医師は地域でしか育てられない」という考え方です。そのような中、小海病院という99床の分院を持っていま

す。佐久総合病院から南に13kmに位置しています。これは、2003年に日赤から引き継いだもので、2005年に新病院を竣工、5年目の2009年に黒字化しました。このように田舎にある病院でも補助金をもらうことなく黒字を達成できています。この99床の病院に医師が10名います。これに加えて初期研修医が2～3名います。地方で働きたいと考える若い医師がいるわけです。さらにこの病院の奥に位置するいくつかの村がありますので4診療所を設置し常勤医を派遣しています。そのうち3診療所は若い女性医師が所長です。つまり、バックアップ機能がしっかりしていれば、若い女性医師でも過疎地の診療所長が務まるということです。過疎地で働きたいと考える医師は少数派ですが、少数派でもいないわけではないので、地域医療の崩壊を防ぐことは可能だと思います。

このように病院完結型の医療を行ってきましたが、さすがにその限界も見えてきました。内的な要因と外的な要因があります。内的要因としては、地域密着型医療に比べて医療が専門化、高度化してきたことが挙げられます。地域密着型医療と高度専門医療を同じ病院の中で行うことには無理が出てきた。例えば、癌の手術をした患者の横に肺炎の患者が入院してくるといったことです。もう一つは病院の建物が老朽化したことです。また、入院患者と外来患者が増えてきました。これは周辺の医療機関の機能が低下したという外的要因を反映しています。ベッドが常に満床で救急が受けられないという事態も生じています。その結果、医師や看護師の疲弊も生じています。そこで、地域完結型医療に移行する必要があると考えるようになってきました。

そこで、佐久総合病院再構築構想がでてきたわけですが、一言でいうと分割移転です。普通わが国では病院の統合があちこちで行われています。私どもは統合に逆行して病院を分けるという発想です。医療技術が進歩する中で一つの病院が全部行うのは無理だということです。病院が生き残るためには診療内容の選択と集中が重要

です。しかし、この選択と集中を個々の病院がバラバラに行うと、地域住民の医療ニーズ全体とのミスマッチが発生してしまう。そして、地域医療にとって何が必要かと言えば、センターとなる病院が必要だろうと考えました。そこで、急性期医療の中心となる病院を別の場所に建設し高度専門医療を集約して行う一方、地域密着医療は現状地も含め他の医療機関と手分けして行うという考え方です。

基幹医療センターと呼ばれる病院を交通の要所に新設します。2013年完成予定です。地域医療センターについては現在地に2016年完成予定です。基幹医療センターは現在地から6km離れていますが、JR新幹線佐久平駅に近い所です。基本的な考え方は、長野県の4分の1をカバーする広範な医療圏のための医療を行う、いわゆる三次医療を行う、救急救命センター機能、癌医療、周産期医療といった専門特化した医療を行うということです。病床数は450です。一方、地域医療センターは、市民病院的役割を担う病院であり総合医、一般医が働く所です。病床数は300です。

日本で初めてと思われるこの分割移転プロジェクトの投資額は200億円を超える見込みです。分割移転の利点としては、交通の要所への移転により利便性が向上する、診療内容の特化により効率性が向上することが挙げられます。現在は紹介率がネックになってとれていない地域医療支援病院の資格取得が可能になります。また、全面移転すると現在地の住民から反対が大きくなるのに対し、分割移転であれば地元住民の理解が得やすくなります。分割移転の問題点としては、二重投資や増員の必要性、両方の掛けもちになるスタッフの負担増加、組織の一体感の弱体化があります。

管理体制も改革する必要があると考え、今年度からグループ全体を見る統括院長を新設しました。このような形にするのは日本版IHNを目指すということです。具体的には、電子カルテによる診療情報の共有、給食センター・物流センターの設立、共同購入を行います。そして最も行いたいのが臨床プロトコールの標準化の推進で

す。そのためには厚生連としてベンチマーク体制を作る必要があります。ベンチマーク体制を作った上で厚生連のより強力な経営統合に進んでいきたいと考えています。

　松山さんによれば、1980年代には厚生連グループが世界一のIHNであったそうです。その後30年間何をやっていたのだと言われそうですが、少しずつでも前に進めて行きたいと考えています。そのような中で臨床プロトコールをどうするかですが、DPCを用いて院内分析、他病院との比較分析を行い、改善に結び付けて行くことを考えています。すでに長野県厚生連ベンチマーク事業を開始しており、現在11病院のうち6病院のデータがつながっています。この6病院の間ではお互いの診療内容が分かるようになっています。症例単位でDPC情報が共有されています。これによりお互いの切磋琢磨をしているということです。

　このベンチマーク事業の目的の一つは、顔の見えるベンチマーク、仲間に負けられない意識の醸成です。そして一番の目的は、長野県厚生連病院全体の医療の標準化です。また、長野県は全国でも医療費が低い県ですのでその分析もできたらよいと考えています。このベンチマーク事業をベースにして長野県厚生連DPC研究会を発足させました。ベンチマーク事業を中心に各病院の優れた点・問題点を共有し改善に結び付けていく、そのために共通パスの作成、看護のベンチマーク、原価計算の実施を行います。こうすることで経営の統合を図ります。最終的には、臨床プロトコールや医薬品・医療材料の標準化を目指しています。

　まとめですが、佐久総合病院は、佐久地域においてシームレスな地域完結型医療提供体制を構築し「日本一の地域医療」を目指します。そして、長野県厚生連としての「より強力な経営統合」を図っていくことを考えています。

■「空間をつなぐ」戦略と徹底した地域密着で、地域振興に貢献

神野正博（社会医療法人財団董仙会理事長）

　石川県の社会医療法人董仙会恵寿総合病院の神野です。本日は「地域医療と地域経済を考える」というテーマで話をさせていただきます。先日ある講演会で司会者に「医者も患者もいない地域で病院経営をしている先生です」と大変褒めていただきました。私どもは最近話題になっている過疎地で、かつ医療崩壊が起きている能登半島の医療施設です。先ほど佐久総合病院が分割移転新築という話がありましたが、私どもも急性期機能を集約させた施設の改築を考えています。

　よく企業の社会的責任、コーポレート・ソーシャル・リスポンシビリティ（Corporate Social Responsibility：CSR）ということが言われます。これをよく見ると、日本の病院は非営利ですので、「株主利益の保護」という点を除けば、病院は企業の社会的責任と同じことをしなければなりません。つまり、ホスピタル・ソーシャル・リスポンシビリティ（Hospital Social Responsibility：HSR）が求められているのです。

　去年の年末、国の新成長戦略として6つの分野が掲げられました。環境、健康はまさにCSR、HSRにつながるものですし、メディカルツーリズム、介護施設の賑わい創出、先端医療、創薬、雇用とつなげてみますと、私どもも6つの分野に関わることが分かります。また、今年の6月1日の産業構造審議会産業競争力部会で「医療・介護・健康・子育てサービスで2020年までに12.9兆円の市場と113.4万人の雇用を新たに生み出す」という目標を高らかに掲げたことを示しています。

　さて、最初にご紹介いただいた社会医療法人の創設の背景について説明します。2007年に法律が整備され、2008年4月以降認定が始まり、今年4月現在94の医療法人が認定を受けている状況です。イコールフッティングについて社会福祉法人を通じて考えてみたいと

思います。本来ならば国がやらねばならない弱者救済、障害者救済を国が全部できない、その代わりに篤志家が社会福祉法人という形で行うならば税金を免除してあげる、という仕組みです。同様に、医療でも本来国がやらねばならない医療があるそうであります。それが、医療崩壊が進む中で国や公ができなくなってきた。そこで、民間医療機関の中で国や公ができなくなった医療を担う者に社会医療法人という称号を与えて非課税措置などで保護してあげる、というのが社会医療法人創設の背景です。そして、社会医療法人債の発行が認められました。国や公がやらねばならない事業とは、救急、災害、へき地、周産期、小児の5事業です。税優遇とは法人税、固定資産税を優遇していただくというものです。社会医療法人のうたい文句として「公立病院の受け皿」ということが言われています。

次に、皆さんと問題意識を共有したいと思います。少子高齢化で高齢者が増えるということは病気の人が増えるということです。あるいは医療費の負担をどうするのか、医療の担い手をどうするのか、という問題が発生します。これからの医療のキーワードの1つ目として挙げられるのは、少し奇異に感じられるかもしれませんが、「少子高齢化イコール、アフターサービスの時代」だということを指摘したいと思います。高齢者の方々は、多少時間がかかってもアフターサービスのよい医療施設を利用する傾向にあるからです。

2つ目のキーワードは、医療崩壊と地域崩壊です。私どもの患者さんの98％は通える範囲から来られています。医療圏が異なっていても自動車や列車で通えるのであれば来るということです。私たちの地域には和倉温泉という大きな温泉場があるのですが、そのお客さんの90％以上は通えない範囲から非日常を求めてやってきます。これが私たち医療との違いです。このことは、もし地域から工場がなくなった、働く場所がなくなった、人口が減ったということになれば、どんなに素晴らしい医療を提供しているとしても私どもは存

続できないということです。と同時に、もし私どもの病院から救急、小児、産科などすべてがなくなってしまったら地域住民の方々は他に移動してしまうということです。まさに私どもは地域と運命共同体なのです。米国のあのメイヨークリニックやマサチューセッツ総合病院でも50％以上の患者は地域住民だと聞いています。ここが医療の特徴です。であれば、私どもは地域を崩壊させないためにいろいろなことを考えねばなりません。

　強い財政、強い経済、強い社会保障が掲げられていますが、これらが同時達成されることは難しいのではと思います。今の財政状況で社会保障費がどんどん増え続けることは考えづらいと思います。日本はすでに2007年から人口が減り始めており、75歳以上の人口割合が急上昇します。高齢化率と医療費は対GDP比の関係について各国の状況を見てみると、高齢化率が上がっているにもかかわらず医療費の対GDP比があまり上がっていないのが日本であり、高齢化率があまり上がっていないのに対GDP比が上昇しているのが米国です。

　65歳以上高齢者における入院と要介護の人数割合と費用を5歳刻みに見てみると、65歳〜69歳の年齢層では入院と要介護の人数割合が5.5％であるのに対して85歳以上年齢層では55％の人が入院と要介護です。先ほど説明したとおりこれから75歳以上高齢者がどんどん増えますので、今後入院や要介護者が増加するということです。これに対する政策が求められているのです。

　日本には昔から三つ巴を表すマークがあります。強い財政、強い経済、強い社会保障が三つ巴の関係で成り立つかどうかです。WHOは日本の医療は世界一であると評価しており、日本の医療費は米国の半分です。ということは高い質の医療を安いコストで実現している三つ巴に対応するものは何か、ということになります。最初に挙げられるのは、医療従事者たちが働きすぎたことです。私も若い頃、手術をした後に三日三晩働き続けたことがあります。ま

た、当院は現行の看護基準として最高レベルの7対1看護基準を取得した病院ですが、午前2時頃に病棟に行きますと50人の短くなった在院日数の術後患者や抗癌剤治療患者などの世話のために3人の看護師が走り回っています。日本中の急性期病院がそんな状況です。その結果、働き疲れた看護師が一人また一人といなくなっていきます。これが医療崩壊につながったということです。

そこで私どもは医療のための社会保障費を増やして下さいと主張しなければなりません。そして、公助、自助、共助、すなわち公のお金、自腹を切るお金、ボランティアの精神が求められます。しかし、患者さんに歌を歌って下さるボランティアの方々はたくさんおられますが、夜中の2時、3時に患者のベッドサイドで世話をしてくれるボランティアはいません。健康増進で予防することも重要です。また、効率化も重要です。効率化のためにはIT利用やトータル・クウォリティ・マネジメントが必要であり、改善活動が求められています。また、効率化には職種間の役割機能分担を図らねばなりません。厚労省でチーム医療が検討されており、医師でなくともできることは看護師に任せ、看護師でなくてもできることは他の職種に任せるといったことが議論されています。そうすることで医師や看護師の負担を軽減させることが考えられています。

さらに、効率化のためには、佐久の事例でもお話があったように家庭医や総合医の活用を考える必要があります。日本の医療は専門医ばかりです。専門医を1.5倍にしても今の医師不足は解決できません。過疎地の病院では専門医が必要とされる患者は週に数名かもしれません。患者の多くが必要としているのは一般医です。職員が何時も多忙だというのですが、病院の入り口を見ても患者さんはあまりいません。実は、一人の高齢患者が5つくらいの診療科を受診しているのです。一人の患者が整形外科、内科、眼科、皮膚科と受診するわけですが、これを別々の専門医が診ていたのでは効率が悪くなります。プライマリーケア全体を診て専門医が本当に必要な場

合に患者を専門医に回すという仕組みが必要です。

　医療提供体制の再構築が求められています。人口が減り患者が減るわけですから、現在ある医療機関すべてがハッピーでいることは困難です。であれば、選択と集中が起こらざるを得ません。医療経営者側としては、選択されて集中するためにはどうしたらよいのか、という問題です。

　私のいる能登半島の医療提供体制について説明します。能登半島の突端の珠洲市まで当院から100km以上あります。直径150km、人口が21万5,000人しかいない医療圏にたくさんの病院があります。しかも、能登半島北部の高齢化率は38.5%です。当院のある地域の高齢化率は29.6％です。これは日本の15〜20年先の世界です。3年前に地震が起きたのに被害がなかったのは人が住んでいなかったからなのです。能登空港が3年前に開港しました。東京から飛行機でたった1時間の所に日本の未来があるのです。私はこの飛行機をタイムマシンと呼んでいます。皆さんが能登空港に降り立っても人はいません。商店街のシャッターは下りており、たまに出会う人は高齢者です。能登半島にこれだけ病院がありながら、患者の約半分は金沢市の医療機関に通っています。能登北部の医療圏の道路は立派です。能登半島北部にある病院の収入を合計すると約130億円です。

　次に当院の概要をお話しします。病床数は451床です。マネジメントについては、1994年に診療材料、薬剤のIT管理を開始しました。これは日本で最初です。2000年にはコールセンターを設置しました。2003年にはセントラルキッチンを設立しました。最近では地域の医療機関との連携や米国の病院・大学との連携を行っています。

　けいじゅヘルスケアシステムは、七尾市を中心にいろいろな施設を配置しています。診療所、老人保健施設、デイサービスセンターに加えて社会福祉法人徳充会を傘下に持ち、いわゆる医療・介護・福祉複合体を形成しています。他の医療・介護・福祉複合体と私どもの違いは、けいじゅヘルスケアシステムの場合、これらの施設を

すべてオンライン、光ファイバーでつなげていることです。このように急性期から亜急性期、慢性期、在宅に至るまでのケアを提供しています。これらの施設だけでは足りませんので、連携を行っているわけです。

社会医療法人財団董仙会としての業績を2009年度で見ると、収益108億円で、そのうち恵寿総合病院単体分は82億円です。これに社会福祉法人の収益20億円を加えると、事業規模は約130億円ということになります。社会医療法人財団董仙会は100億円稼いで黒字数十万円の状況にあります。ただし、退職給付引当金、賞与引当金は100％積んでおり、グローバルスタンダードの会計処理をしています。このようにグローバルスタンダードの会計を実施できているのは日本には他にないと思います。社会医療法人になったメリットは、法人税と固定資産税の負担が大きく軽減されたことです。その分地域に恩返しをしなければならないと考えています。

先ほど高齢化が進む中でキーワードはアフターサービスだと申し上げました。わが国には医療保険制度、介護保険制度、福祉制度、保健制度とさまざまな制度がありますが、一人の患者から見ると、これらの制度はどうでもよいわけです。患者にすれば、「私を元気にしてくれますか」が大切なのです。であれば、私どもの役目は、これらの制度をつなげてワンストップのサービスを提供することにあります。そこで、「空間をつなぐ」ことを私どもの戦略にしています。ローカルエリアというとLANのようなものを想像しますが、それだけではなくて職員と職員の間を結ぶという考え方も含まれています。けいじゅヘルスケアシステムとして地域において情報も心もつなぐことを目指しています。そして公益性を追求することが重要です。

戦略を具現化するための3つのビジョンがあります。第1に、面倒見のよい病院を目指します。第2に、選ばれる病院になります。患者、地域住民だけではなく、他の医療機関、行政、学校、企業さ

らには医療職からも選ばれることを目指します。第3に、徹底的に地域密着します。新規雇用を生み、地域経済に役立つことで地域振興に貢献します。これが公益性だと考えています。

けいじゅの電子カルテでは、老人保健施設や特別養護老人ホームも含めて情報共有ができるようになっています。患者が病院にいる時と介護施設にいる時の情報を一元管理できています。2004年からは、インターネット回線を使ってグループ外の他医療機関とも電子カルテにより情報共有できるようにしました。VPN、バーチャル・プライベイト・ネットワークにより診療所側の医師は担当している患者のカルテや画像診断情報を見ることができます。このようにIT化を進めていっても、患者さんから電話やFAX、手紙がたくさん来ます。そこまでIT化するのは無理です。そこで、2000年にコールセンターを設置しました。コールセンターは、患者、職員、紹介医、連携機関と病院システムの間におけるアナログ情報とデジタル情報の橋渡しを行う役割を担っています。

地域振興の一環として、2007年から日本旅行とタイアップし、「能登の湯宿とPET-CT健診の旅」というツアーを始めています。これは、当院が収益をあげることが目的なのではありません。地元の人がPET-CT健診を受けても健診料が入るだけです。しかし、このツアーで来られるお客さんは、地元のホテル、レストランを使い、お土産屋さんで買物をするわけです。つまり、お客さんに地元にお金を落としてもらいたいという強い思いからなのです。同様に国際医療ツーリズムにより中国からお客さんを呼び、地元の温泉資源と私どもの医療資源を結びつけて地域振興を図りたいと考えています。また、病院のブランド商品として海洋深層水を使った化粧水も売り出しています。

私どもはセントラルキッチンを持っており、高齢者食や糖尿病患者のためのエネルギーコントロール食の配送サービス事業を行っています。これからは地域見守りサービスが必要になってくると考え

ています。病院のそばに一本杉商店街という古い町家が並ぶ商店街があります。その中には蝋燭や醤油造りで有名な店もあります。ご多分にもれずシャッターが下りた店もあり、その中の一つを小規模多機能型居宅介護施設として活用することを始めました。当初行政からは反対されましたが、「町の活性化のために創る」という理由で説得することができました。

　地域医療における今後の課題として、医療・介護・福祉のシームレスな連携のためのIT化、家庭医・総合医の活用、選択と集中、街作り・ツーリズムとのコラボレーションが重要と考えています。一方、各県に50億円ずつ配分された地域医療再生基金の使い方については、私ども民間医療機関から見て問題があると思います。

　米国のHMOカイザーパーマネンテではPHR、パーソナル・ヘルス・レコード（Personal Health Record）という仕組みが導入されています。マイクロソフトやグーグルもPHRに積極的に取り組んでいます。各病院にはさまざまなシステムが入っているため、先ほどの地域医療再生基金を使って病院間をつなげようと思ってもできそうにない。ならば、患者個人が自分の診療情報を管理する仕組みにしたらどうか、というのがPHRです。そこでわが国でも政府が中心となって「どこでもマイ病院構想」というものが議論されていますけれども、私は全面的に支持したいと考えています。

■経営統合度全米No.1センタラの将来戦略と課題

ハワード・カーン
(Howard P. Kern, President & Chief Operating Officer, Sentara Healthcare)

　本日は「統合ヘルスケアネットワークと米国の医療改革」について話をさせていただきます。統合ヘルスケアネットワークは現在グローバルに進展している医療提供体制の変革の流れです。医療改革をめぐり各国が抱える課題には共通点が多くあります。医療費増

加、高齢化の進展、技術進歩、医療専門人材不足といった中で費用対効果を改善し患者満足度を高めねばなりません。そこで、米国における現在の医療提供体制の構造、センタラヘルスケアの経営統合の歴史、センタラがグループ外の地元医療機関と形成している癌地域ネットワーク及び統合癌医療プログラム、オバマの医療改革の要点とそれを踏まえた医療提供体制の将来の方向、センタラの将来戦略についてご報告したいと思います。

米国でIHNが登場したのは、経済的プレッシャーと消費者市場における競争激化があったからです。今日のIHNは、これらのプレッシャーに対応すると同時にIHNの潜在力を引き出す戦略を遂行することに注力しています。先ほど他の講師の方々からIHNの成功事例としてカイザーパーマネンテなどの名前があがりましたが、IHNのあるべき姿を可能にするITが整ったのは最近のことであり、多くのIHNがその潜在力を発揮できるかどうかはこれからです。

センタラはバージニア州のハンプトンロード地域で事業を行っています。その医療圏にはノースカロライナ州北部も含まれます。医療圏人口は約200万人。全米で34位の都市圏です。その中心となっているノーフォークには世界最大の海軍基地があり、世界最大級の港湾都市でもあります。

米国でIHNが形成された歴史を振り返ることには非常に興味深いものがあります。1993年にカリフォルニア大学のステフェン・ショーテル教授がIHNを「あらかじめ定められた人々に対して継ぎ目のない医療サービスを提供し、またはそのための調整機能を担い、財務的にも成り立つ経営を行い、これらの人々の健康状態に関して臨床上の説明責任を果たすことを進んで行う組織のネットワーク」と定義し、その後広く受け入れられました。この定義には3つの重要なコンセプトが含まれています。それは、継ぎ目のない医療サービスを提供すること、黒字経営を実現すること、提供する医療の有効性を地域住民に説明することです。

医療機関の経営統合の形には垂直統合と水平統合があります。垂直統合とは、医療保険プラン、予防と早期発見、プライマリーケア医と専門医による診療、外来ケア、急性期後の介護サービスといった異なる機能を統合するものです。水平統合とは、同じような機能をもつ病院同士の統合です。

　1990年代に垂直統合によるIHN化が進んだ要因として医療費増加とマネジドケアの成長があります。医療費増加によりコスト低下と質向上に対する要望が強まりました。保険会社が医療利用の管理を行うマネジドケアが拡大するにつれて、規模の小さい病院ほど保険会社との交渉で不利になりました。この医療費増加とマネジドケア拡大の結果、病院の収益率低下が顕著になりました。ちなみに、1985年から1990年の5年間でコミュニティ病院の利益率が36％低下しました。そして、もう一つのIHN化促進要因として新しい医療技術や新薬の登場により、入院から外来に患者がシフトしたことが挙げられます。

　1990年代のIHN化を支えた理論は明白です。それは、コスト効率の向上ができること、異なる種類の医療事業者間を調整してケアを提供できること、リスク分散ができることです。IHN化によるリスク分散とは、ある部門が赤字になっても別の部門の黒字でカバーし全体で黒字を達成することを指しています。そして最も重要なことは、IHN化することで事業体全体にイノベーションを起こす力が高まることです。このことは、日本側の講師の話からも理解いただけたと思いますし、これからセンタラでどのようにそれが起こったかを説明します。

　1990年代に多くのIHNが登場した中で、成功したIHNがある一方、失敗したIHNもありました。IHN化により医療事業体がその潜在能力を発揮できるかどうかは、マネジメント力によります。単独病院経営からIHN経営に移行した場合、それまで競争し合っていた医療事業体間で調整することが求められます。その時成功の鍵とな

るのがリーダーシップの有無です。IHN化すれば、単独施設経営の枠を超えて人々の健康向上のためのより大きなビジョンを描くことができます。一方、医療事業体としての焦点が急性期ケアから非急性期ケアに移り継ぎ目のないケアを提供するに際し、医師の協力が重要になります。失敗したIHNでは、医師に経営の意思決定に参加してもらう仕組み作りが上手くいきませんでした。また、当時の電子カルテシステムの機能はIHNを支える能力において不足がありました。医療の質評価やリアルタイムで臨床現場の状況を把握する力が不十分だったのです。このことがIHNのマネジメントの制約要因となっていました。

　伝統的な病院組織図では、上層部に財務、市場戦略、法務、人事の部門があり、その下に臨床部門の構造に基づいた医師、看護師などの部門がぶら下がっていました。一方、IHNでは、現在チーフ・メディカル・オフィサー（Chief Medical Officer：略称CMO）とチーフ・インフォメーション・オフィサー（Chief Information Officer：CIO）が重要ポストとして位置づけられています。なお、1990年代のIHNの標準的組織図にはCMOとCIOの記載がありませんでした。IHNの組織図を見ると長期介護施設、保険会社、在宅ケアなどが病院と一緒に描かれていますが、これらの医療事業体と病院はそれまで患者と収益を奪い合っていた仲でした。それが垂直統合して一体となって動くというのは、非常にチャレンジングなことなのです。失敗したIHNではリーダーシップを欠いており、異なる機能を持った組織間の利害を上手く調整できませんでした。1990年前半にIHNが台頭した時期には、多くのIHNが保険会社を包含していましたが、現在ではその多くが保険会社をIHNから切り離しています。これは、保険部門と医療提供部門がそれぞれの経営の理想を追求する中で経済的・政治的対立が発生し、その利害調整が難しかったからです。センタラではその経営上のバランス形成に成功した結果、保険会社を持っています。

　垂直統合してIHN化することの第1の利点は、医療の質と患者の

安全性が向上することです。互いに切磋琢磨し学び合うことにより事業体全体でベストプラクティスを追求できるようになるからです。第2の利点は、イノベーションが促進されることです。例えば、セントラは、集中治療患者を24時間遠隔モニターする仕組みであるeICUを医療ベンチャー企業と一緒に開発しました。このeICUは集中治療患者の合併症発症率と死亡率を約30％引き下げることを可能にし、コスト削減と医療の質向上を同時に達成することに貢献していますが、メディケアなどの診療報酬の対象になっていません。しかし、セントラは保険会社を持っていますので、eICUに診療報酬を支払うことで財源配分の最適化を図ることができます。つまり、IHN化して保険会社を取り込んだことがイノベーションの触媒になっているのです。同様の理由からIHN化により、うっ血性心不全患者のケアを在宅ベースで行うことや、包括的なプライマリーケアを在宅で提供することが容易になります。

第3の利点は、すでに述べましたが、リスク分散です。入院患者が増えれば病院部門が増益となり保険部門が減益、その逆も起こり得ます。しかし、病院部門と保険部門を両方持っていれば相殺しあい収支が安定します。つまり、IHN化はヘッジファンド機能をもたらすのです。第4の利点は、経営環境の変化に柔軟に対応できることです。例えば、急性期病院退院後の患者を受け入れる介護施設の整備が求められています。しかし、介護施設の利益率は低いためその整備が遅れがちです。IHNは財源が豊かなので自ら介護施設整備を行い、米国全体の医療財源配分の効率化に寄与します。また、IHN化はさまざまな専門医を直接雇用することも可能にします。

SDIという調査会社が毎年全米のIHN約600の経営統合度を評価しランキングを発表しています。セントラは、2010年に第1位になりました。2001年にも第1位になったことがあります。この評価ランキングが開始されて以来13年間連続でトップ10に入っているのはセントラだけです。直近5年間は連続してトップ5です。

センタラヘルスケアの概要について説明します。センタラは非営利医療事業体です。非営利である意味は、利益が特定の個人に帰属しないということと税金を免除されていることです。病院数は8です。契約に基づきセンタラの施設を利用する独立開業医が3,000名超、直接雇用医師が386名です。医療保険子会社の加入者数は44万人。医療人材養成のための大学も持っています。医師については、基幹病院であるノーフォーク総合病院と同じ敷地内にイースタン・バージニア・メディカルスクールがあります。2009年12月期の収入合計は30億ドルで、経常利益率は約5％でした。職員数は約2万人です。

センタラヘルスケアの原型は、1970年代にノーフォーク総合病院とリー記念病院が合併したことが始まりです。1970年代は、米国のほとんどの病院が単独施設経営であり、センタラのように2つの病院を経営する医療事業体は珍しい存在でした。1980年代に入ると、病院数が3になったことに加えて、長期介護施設7、在宅ケア、ホスピス、保険子会社も含む垂直統合の形になってきました。と同時に、周辺の独立系コミュニティ病院も健在でした。センタラは、この時期に予防、プライマリーケア、急性期ケア、リハビリ、在宅ケア、終末期ケアに至るまでの医療サービスを継ぎ目なく提供するという目標を掲げました。1990年代になると病院の経営環境が厳しくなり、周辺でも2つのコミュニティ病院が閉鎖されました。センタラはIHNとして拡大策をとりました。2000年代に入りセンタラの病院数は7でしたが、2010年にセンタラポトマック病院を合併し8病院となりました。このセンタラポトマック病院は、主医療圏であるハンプトンロード地域の外、ワシントンDCに近い所に立地していることから、センタラの医療圏が拡大したことを意味します。そして周辺の病院でも経営統合が進み、2010年現在この医療圏で3つのIHNが競争するようになり、単独施設経営の病院は1つという状況です。

次に、バージニア州で唯一の癌医療サービスネットワークであるセンタラ癌サービス（Sentara Cancer Services）について説明します。センタラ癌サービスを設立した2005年から2009年までの期間は、癌の治療体制を構築することに注力しました。そして今後は、癌研究に焦点を移す方針です。そのために、38名の癌専門医が作っているバージニア癌アソシエイツ、イースタン・バージニア・メディカルスクールと業務提携し癌研究所を設立しました。

　多様な癌医療へのニーズに応えるためには、癌医療提供体制も統合し資源配分の最適化を図る必要があります。癌医療提供体制を巡っては、医師不足、診療報酬引き下げ、規模の経済による節約、技術進歩に伴う投資ニーズの高まりといった市場の力がプレッシャーになっています。一方、消費者からは、癌医療への容易なアクセスに対する要求が高まっています。そこで、センタラでは癌医療資源の配分を治療内容に応じて分散・集中する方針です。例えば、検査や予防については患者が容易にアクセス可能な施設のすべてで提供できるようにします。次に外来化学療法や癌放射線治療、前立腺癌小型密封放射線療法などについては当該医療圏で選ばれた施設のみで提供することとします。さらにサイバーナイフや手術ロボットを駆使する手術は、中核病院1施設のみに集中します。

　前述したバージニア癌アソシエイツとキャンサーセンターズ・オブ・バージニア（Cancer Centers of Virginia）という合弁事業会社を出資比率50：50で設立しました。事業内容は放射線治療とPET/CTの活用ですが、癌医療の効果を評価することも目的の一つです。

　最後に米国の医療改革について話をさせていただきます。医療改革の目的は、医療へのアクセスを向上させると同時に医療費増加を抑制し、医療提供体制を改革することにあります。この法律は2010年3月に成立しましたが、7月時点においてもこの法律がどのように実行されるのか明確になっていません。現在約5,000万人の無保険者がいます。そのうち3,200万人が新法により医療保障を得ると

言われています。保険会社に対する規制も強化されます。その目的は、既往症を理由とした加入申し込み謝絶を禁止したり、保険料上昇を抑えることです。議会予算局によれば、新法のコストは10年間で9,400億ドルです。実際のコストはこれを大きく上回ると懸念されています。

2010年が医療改革スタート年です。保険会社に対し給付額の保険料収入に占める割合が85％以上となることを求める規制が注目されます。これまで保険会社の中にはその割合が70％と低く高い利益率をあげていた所がありました。新法が施行されると、同割合が85％を下回った保険会社は、保険料負担した雇用主や個人にその差額を返却しなければなりません。この規制を実施する具体的仕組みは明らかになっていません。

2014年までに、ほとんどの米国市民と合法的居住者に対して医療保険に加入することが要求されます。個人が医療保険を購入することを容易にする仕組みとして、州単位で米国医療保険取引所を創設します。これは、個人がインターネット上で医療保険の商品比較を行った上でオンライン契約できる仕組みです。最も大きな財源が充当されるのがメディケイドという貧困者医療補助制度の適用拡大です。その恩恵を受けるのは、所得が連邦貧困者所得基準の133％に満たない65歳未満の人々です。

医療費をコントロールするために、医療提供事業者の診療報酬改定時の基準になっている「Annual Market Basket Updates」を引き下げます。例えば、病院業界は10年間で診療報酬を1,550億ドル削減することを受け入れました。入院患者全体に占める貧困者の割合が高い病院に与えられていた補助金が削減されます。医療保険管理部門を簡素化することも求められています。

医療提供システムのパフォーマンスを向上させるために、2010年中に医療の有効性を比較評価する研究機関が設置されます。全国レベルのベンチマークを整備し、医療の質に基づき病院に支払うよう

にするために病院価値基準購入プログラムを創設、病院以外の医療提供事業者にも適用拡大する計画です。

改革に必要な財源確保の方法は、診療報酬引き下げと増税に大別されます。必要財源の49％は医療提供事業者に対する診療報酬引き下げで確保します。21％は増税であり、その中には保険料の高い医療保険（キャデラックプラン）に対する課税新設、高所得者に対するメディケア税の引き上げ、医薬品・医療機器・臨床検査・医療保険の各産業から年間フィーを徴収することが含まれています。

このような医療改革への対応策として、センタラは「医療の変革」（Transformation of Care）という名称の三年計画に取り組んでいます。その目標は患者経験の最適化です。その数値目標として、「医療の質に関し米国内で上位10％」、「消費者サービスに関し地域No.1・米国内で上位10％」、「コストの30％削減」を定めました。変革の要素として、ケアの提供体制、提携による機能補完と消費者・政府に対する説明責任、知識のマネジメントに着目しています。とりわけIT投資により、リアルタイムで臨床現場の意思決定をサポートする仕組みを構築します。

プライマリーケア体制の再設計により、センタラに所属するプライマリーケア医たちが管理する患者数を2,000名から4,000名に倍増します。そのためのIT投資を行っています。慢性病医療体制についても改善のための調整を行います。糖尿病や喘息など特定の病態ごとに病名、治療内容の定義を統一し、ケアプロセスの共通モデルを作り、臨床プロトコールとオーダリング組み合わせの標準化を図ります。特に強調しておきたいのはエンベッデッド・アナリティックス（Embedded Analytics）の活用です。これは、電子カルテシステムに搭載されている臨床現場のための意思決定支援システムです。これらにより情報に基づき目標が明確になった高価値の医療が実現可能になります。最善の医療をベストタイミングで提供します。慢性病医療では患者が中心に位置づけられ、専門医が最新技術

を使って一人ひとりの患者の医療プロセス全体を継ぎ目なく調整するのです。

　提携と説明責任については2つの課題があります。「説明責任を果たせる医療事業体になること」、「一括束ね方式の支払い」の2つです。これらはいずれも医療改革に対応するものです。説明責任を果たせる医療事業体とは、特定の患者グループ（被保険者集団）のための臨床とコストのアウトカムに対して説明責任を共同で果たすことをプライマリーケア医師グループと病院が合意することです。一括束ね方式の支払いとは、医師報酬と病院入院報酬を束ねて支払うことで、良い医療を低コストで提供した医師・病院チームは利益を得て、不適切な医療を高コストで提供した医師・病院チームは不利益を受けるという仕組みです。

■質と効率性を高め財務的にも持続可能な医療システムの構築へ

ジェフリー・ブレイスウェイト
(Jeffrey Braithwaite, Professor, University of New South Wales)

　本日のシンポジウムでは日本や米国など先進諸国における医療改革の現状と課題について議論が進められています。私もこの議論の流れに沿って、オーストラリアの医療改革がどこまで達成されているのか、今後の取り組み課題は何かについてご報告したいと思います。医療改革はどのようにすれば実現できるのか、垂直統合したIHN医療事業体が医療改革においてどのような役割を果たしているのか、等について私見を述べさせていただくことで、これまでの講演者の話に加わりたいと思います。

　最初に自己紹介をします。私は、オーストラリア・シドニーにあるニューサウスウェールズ大学の教授で、オーストラリア医療イノベーション研究所の理事長をしています。この研究所の使命は、「ローカルな、あるいは機関の、そしてまた国際的な医療システム

の意思決定を根拠に基づき促進する」、「システム科学と応用的アプローチを使って、ヘルスケア提供に関わる特定の問題に対して、革新的で根拠に基づく解決策を提供する」の2つに集約されます。つまり、各国の医療改革の動向を比較評価しながら、例えば日本の医療改革に役立つアイデアを提供すると同時に、オーストラリアの医療改革のために海外から学ぶということです。

研究所の中には数々のセンターがあります。例えば、臨床ガバナンス研究センターです。このセンターでは、臨床現場で医療サービスを提供している医療従事者たちの協力を得ながら医療改革をボトムアップで進める仕組み作りについて研究しています。その他、医療情報科学、医療サービス、医療システム・医療の安全などを研究するセンターが設置されています。

オーストラリアと日本の比較をしてみましょう。オーストラリアには6つの州と2つの準州があります。これに連邦政府を加えると政府が9つもあることになります。オーストラリアの人口は2,150万人ですが、国土面積は世界で6番目であり日本の20倍あります。数年前のデータですが、GDPを米ドルベースで見るとオーストラリアが8,243億ドル、日本が4.1兆ドルです。国民一人当たりGDPは、オーストラリア3万8,800ドル、日本3万2,600ドルと同水準です。オーストラリアの方が大きいのは、最近増加率が高まった影響と思います。その背景には、オーストラリアが資源国であり、中国やインドに輸出することで経済が好調であることがあります。そのため、"オーストラリアはラッキーな国"という内容の本まで出版されました。オーストラリアの人口増加率は1.71％と高く、これは移民政策の効果といえます。これに対して日本の人口は減少に転じており問題です。医療の面から比較してみましょう。医療費がGDPに占める割合は、日本の方がオーストラリアより低いわけですが、その差は大きくありません。両国とも米国の約半分の水準であり、OECD諸国平均より低い状況にあります。日本とオーストラリアの

平均寿命は同レベルであり、両国とも国民の健康状態がよいと評価できます。

次に、オーストラリアの医療問題について説明します。オーストラリアの現在の医療制度には、日本をはじめ他の先進諸国でも共通となっている問題が並んでいます。第1に、現行医療制度は将来に備えたものになっていません。第2に、政府が9つもあることもあり、国と州政府の間で責任のなすり合いが起きています。第3に、人々が必要とする医療サービスとの間にギャップがあり協力の仕組みができていません。統合が必要なのです。第4に、先ほど日本の講師の方の話にあったように、オーストラリアでも公立病院と医療従事者たちに過重な負担がかかっています。

後でデータを示しますが、オーストラリアの医療制度は財源確保が持続可能な仕組みになっていません。また、非効率で無駄の多い状況にあります。そのため、医師、看護師、その他医療スタッフを医療改革の中に引き入れることにより改善することを考えています。

では、政府は何をしているのでしょうか。オーストラリアの医療財源の3分の2が政府、3分の1が民間です。米国の場合は医療財源に占める民間の割合が高く、日本もオーストラリアより民間の割合が高いと理解しています。オーストラリアの医療改革は政府主導で進められています。これは、財源に占める政府の割合が高いからです。オーストラリアの医療改革はすでに動き始めていますが、その目玉は政府が医療のための歳出を増やすことです。これは、他のOECD諸国に比べて医療費が少なく、医療財源が不十分であるという考え方に基づいています。我々は、より多くの医師、看護師、その他医療専門人材を育成、採用する方針です。特に家庭に近い一般医を増やす計画です。治療より予防に注力することで、国民全体をより健康にすることができると考えています。オーストラリア特有の問題として、原住民と非原住民との間の健康格差があります。原

住民の医療へのアクセスを改善することで原住民と非原住民の平均寿命格差の縮小を目指しています。

都市部以外の地域や遠隔過疎地における医療人材不足にも取り組みます。病院、医療研究、臨床教育のインフラ整備のために投資を行います。高齢者医療の充実を図ります。これらを実現するには多くの財源が必要となりますが、財務的により持続可能な医療システム構築を目指しています。

政府は、医療改革を進めるにあたり、コミュニティや専門家の意見を聞くことに努めました。全国医療病院改革委員会が報告書で3つの提言をしています。それは、「医療のアウトカムに影響を与える重大なアクセスと平等の問題に果敢に取り組む」、「新たに登場する問題により適切に対処できるように我々の医療システムを設計し直す」、「長期間持続できるように医療システム自らが機敏に変革するような仕組みを創る」の3つです。

コミュニティからの要望は次のようなことです。まず、連邦政府のリーダーシップ発揮です。これは、政府の数が多いことから生じる弊害の解決を求めたものです。医療分野における御役所仕事を減らし、財源を医療そのものに使うべきとの指摘があります。多くの診療科の機能を備えたプライマリーケアへのアクセスを改善すること、公立病院サービスの改善、過疎地の医療アクセスの改善、医療情報統合の向上という要望もあります。

新しい医療システムの基盤を構築するための方策として次のことが挙げられています。「公立病院の必要財源の大半を連邦政府が拠出する」、「連邦政府が一般医とプライマリーケアの財源の全額と政策責任を担う」、「医療システムにおける連邦政府と州政府の財源分担のあり方を再構築する」、「統一された医療システムの基準となる全国標準を創る」、「地方病院ネットワークを創ることにより説明責任と成果向上を促進する」、「地方病院ネットワークが提供したサービスに対する対価は当該地方病院ネットワークに連邦政府が直接支

払う」といったことです。このうち地方病院ネットワークとは、地方レベルの統合ヘルスケアネットワークのことです。

今後数年間に特に取り組み強化することとして、公立病院における医療の質と安全性の向上、病院と一般医、プライマリーケアとの統合の促進、医療専門人材の育成、電子診療録を統合して医療情報を活用することがあります。

OECD諸国の中で人口1,000人あたりの病院退院者数のデータを比較すると、オーストラリアは、ニュージーランド、米国、英国、日本、カナダより大きくOECD平均を上回っています。日本は、人口1,000人あたり病院退院者数が低いので医療制度が効率的と推定されます。オーストラリア医療福祉研究所は、入院患者のうち9.3％は本来であれば入院を回避できたとの推計を出しています。これは、この点を改善すればオーストラリアの医療システムの効率を高めることが可能であることを意味しています。

現在から21世紀半ばまでの期間におけるオーストラリア政府の医療費支出の将来予測データがあります。これによると、高齢化と人口増のみを反映した医療費の増加はそれほど大きくありません。これは、オーストラリアが積極的に移民を受け入れており、高齢者割合の上昇スピードが緩やかだからです。しかし、医療サービスに対する新規需要を理由にした政府医療費支出の伸びはかなり高いと予測されています。これは、医療技術の進歩により次々と新しい医療サービスが生まれてくるからです。

仮に政府が現在掲げている医療改革案が正しいとして、それをどのように実現しようとしているのでしょうか。これはすでにスケジュールが具体的に決められています。病院に対する支払いは現在官僚の御役所仕事を通じて支払われています。これを2011年7月1日からは州政府がまとめて行うことにします。その間、地方病院ネットワークを組成し、2012年7月1日から連邦政府が地方病院ネットワークに直接支払う仕組みに変更します。また、2013年7月1日以

降、医療費に充当する消費税収入割合を固定、その後、毎年その割合を引き上げることで、医療財源の追加確保を保証します。このように消費税収入の使い道を明確にすることは納税者である国民にとっても重要なことです。

オーストラリア国民は、日本国民がそうであるように、どの医療機関でも受診することができます。そこで、オーストラリア国民が病院と医療サービスに関する透明でかつ全国レベルで比較可能な情報にアクセスできるようにすることが求められます。政府はそのインフラとなる全国標準データを作成します。つまり、人々が病院や医療サービスを比較評価できるようにベンチマークを創るのです。全国標準が、救急部門、急を要しない手術、一般医、財務上の業績、効率性、安全性、公平性に関するアクセス向上のために開発されるのです。各病院が自らを他病院と比較し全国標準と比較して切磋琢磨すれば、国全体の医療パフォーマンスが向上すると期待されます。

説明責任と透明性を促進するための国の機能として、「個々の病院と医療システム全体のパフォーマンスについてモニターして報告する」、「国全体の観点から効率的な価格を開発する」、「全国レベルの医療の質と安全に関する標準を設定しモニターする」が挙げられます。その詳細を論じるのは本日のシンポジウムのテーマではないので、別の機会に譲りたいと思います。

地方病院ネットワークとは、地理的、機能的に関係の深い公立病院同士が形成する小さなグループです。これは、水平統合と垂直統合の要素を併せ持っています。その役割は、自らのネットワーク内の病院の日々の運営について意思決定を行い、予算を管理し、パフォーマンス標準に基づいて医療サービスを提供することに責任を果たすことにあります。この地方病院ネットワークには、それに参加する病院の規模や機能に応じていくつかの種類が想定されますが、その共通点は他の講演者が話された統合ヘルスケアネットワークに

類似したものだということです。

　では、これらの地方病院ネットワークを運営する際の役割分担・責任はどのようになるのでしょうか。国の役割は、「効率的価格を設定し、医療サービスごとの価格の60％、設備投資等その他費用の60％を支払う」、「パフォーマンスの尺度と目標の設定」、「標準の設定、ガイドライン、質と安全、国全体の臨床に関わるリーダーシップの発揮」、「病院の人員計画を州政府と共同で行う」の４つです。州政府の役割は、「効率的価格を超えた費用を含む残余の費用の支払い」、「設備投資計画策定と経営管理」、「設備の所有」、「パフォーマンス管理の改善」、「労使交渉」などです。そして、地方病院ネットワーク自身は、医療サービスの対価を連邦政府から受け取り、地域における事業活動や医療サービス構成について州政府と合意し、経常予算の管理を行い、質の高い医療サービスを効率的に提供することに責任を持ちます。

　地方病院ネットワークの役割をこれまで担ってきたのは地域です。そして、地域の中には規模の大きなエリア・ヘルスサービスと呼ばれている事業体や医療公営企業を形成し、成果をあげている所があります。一方、地方病院ネットワークの構築は、医療改革により現在あるエリア・ヘルスサービスが分割されて規模の小さい医療事業体になることを意味します。この点についてシンポジウムの前に松山博士と議論したのですが、エリア・ヘルスサービスを分割して規模の小さな地方病院ネットワークに転換することは効率性低下を招くので、規模の大きなエリア・ヘルスサービスや医療公営企業を既に形成できている所はそのまま残すべきと思います。このことは政府に意見しようと考えています。

　以上のとおりオーストラリアでは、質と効率性を高め財務的にも持続可能な医療システムを構築するために、すでに医療改革が動き始めています。それは、統合ヘルスケアネットワークの考え方が反映されたものです。本日お話ししたことが日本の医療改革のヒント

になれば幸いです。

「医療改革と経済成長」パネルディスカッション

■巨大化する医療サービス事業体に対する規制はどうなされているのか

松山 パネルディスカッションの最初のテーマとして、医療サービスの競争政策を取り上げてみたいと思います。例えば、センタラのように当該地域医療圏で圧倒的優位にたった医療事業体と独禁法の関係はどうなっているのでしょうか。言い換えると、市場シェアが一定レベルを超えた時に適用されたり、他のライバル医療事業体との競争関係を調整するような規制があるのでしょうか。

カーン 米国では連邦政府と州政府により独禁法に基づく規制が行われています。これは、医療に限ったことではなく、すべての事業体に適用される仕組みです。医療では当該地域医療市場において過度なパワーを持っているかどうかの判断基準として病床数が使われています。連邦レベルでは、この規制に連邦裁判所と連邦取引委員会が関係しています。IHNの規模が大きくなるにつれて連邦取引委員会の医療に対する関心が高くなっています。例えば、IHNが病院を合併・買収するような時にしばしば介入してきます。さらに、病院と医師が一緒に仕事をする場合に関して複雑な法規制があります。病院は医師に対して大きな影響力を行使できる立場にあります。経済的ベネフィットを得ることを目的に医師が病院に患者を紹介すること、患者を紹介してくれた医師に病院がキックバックを支払うことを規制する法律があります。病院と医師が一緒に合弁事業に参加することについても規制があります。

松山 オーストラリアでは医療公営企業の間で競争があるのでしょ

うか。患者が居住地域を超えて他地域の医療公営企業で受診することがあるのでしょうか。

ブライスウェイト　オーストラリアの医療提供体制が公立3分の2、民間3分の1となっているとはいっても、一般医や病院を健全な形で競争させることが必要だという考えがとられています。患者側はどこで医療を受けてもよい仕組みになっています。病院が州内で競争することもあります。例えば、政府からの特別な資金提供とか、ケースミックスという仕組みがあり、どのような医療を提供するかによって、また何人患者をみたか、PETとかCTを使ったか、新しいITを導入しているかどうか、で資金を取り合っています。新しいIT技術に関して競争が起こることもあります。

　病院と一般医の関係については、我々はよい事例を示していません。これまで公立病院は連邦と州政府の両方から資金を取り入れて運営してきました。これに対して一般医は直接連邦政府の資金が出ていました。連邦政府と州政府はあまり協力してこなかった。今後は、連邦政府と州政府が協力し合う必要があるということで政策が考えられています。

　公立病院であっても民間病院であっても一定の基準を満たさなければならない。そのためのインセンティブもあり、それを満たせなかった場合の罰則もあります。次世代の規制ではそのような罰則も入ります。したがって、今後は公立病院でも民間病院でも標準化された医療が受けられるようになります。

松山　長野厚生連が高度医療センター建設により地域完結型医療システムを創ることで、他の公立病院や民間病院との関係で何か課題が生じますか。

西澤　4km離れた所に公立病院があり、そことの競合関係にあります。当方は3次救急・医療を行い、先方は2次医療を行うという棲み分けになっています。当方は地域支援の役割、紹介型の医療を担う。そうはいってもかなり競合しています。先週、地元医師会、

公立病院、佐久総合病院との間で協定書を結びました。

松山 地域医療再生基金が各県に50億円配分されプロジェクトが進められつつあると思われますが、これにより公立病院との競争で何か変化が起きているのでしょうか。何か課題が生じているのでしょうか。

神野 まず公立病院との競争関係についてですが、能登北部の公立病院とは完全な協力関係にあります。具体的には、公立病院が手術を行う時などに当方から医師を派遣している。一方、車で15分くらいの所にある公立病院（公立能登総合病院）とはライバル関係にあるといっていいでしょう。地域医療再生基金は各県に2医療圏を選定し25億円ずつ合計50億円を配布するというものです。多くの県は大学に寄付講座を作ってその見返りとして医師を派遣してもらうという仕組みを作りました。その結果、公立病院に優先的に医師が派遣されるという現象が実際に起きようとしています。

公立病院が乱立する日本で垂直統合を可能にするには

松山 会場からの質問・意見の中で、「わが国の場合、国立大学附属病院、国立病院、県立病院、市町村立病院、社会保険病院など税金で補助された公立病院群が乱立しており、これを垂直統合するのは無理なのではないか」という意見が一番多く寄せられています。しかし、長野厚生連は地域完結型の垂直統合した仕組みを創る方向に動いており、神野先生の"けいじゅヘルスケアシステム"は規模は小さいながらもすでにIHNの形ができている。そこで、日本ではIHNは普及しないという意見に対して追加コメントをお願いします。

神野 あえて言わせてもらえば、これは力関係です。佐久総合病院のように当該医療圏で強い医療機関が存在すれば、他の病院はいず

れ吸収されていきます。したがって、日本の場合、都道府県がリーダーシップを発揮して市町村立病院の統廃合を進めることで、IHN化を図るという方法が考えられます。

西澤 神野先生のおっしゃるとおりです。また、各地で医師不足が生じていますので、医師派遣を通じてそれまで敵対関係にあった病院間の協力関係ができてくるということがあります。佐久総合病院は、常勤医、非常勤医を近隣病院にたくさん派遣しています。人間関係作りが非常に重要と感じています。人間関係ができると患者さんに医療を提供する際の役割分担の話し合いもできるようになります。

神野 開業医との関係は相互補完関係にあります。"けいじゅ"の場合は、佐久のようにマンパワーがないので在宅医療まで手が回らない。そこで、在宅医療は開業医にお願いしています。しかし、開業医には在宅リハビリ指導とか在宅栄養指導のマンパワーがない。そこで、当方がその部分を提供するわけです。管理栄養士を在宅に派遣しています。

カーン 米国でIHN化が進んだのは、医療崩壊を招く2つの力が働いたからです。ひとつは医療のために支払うドルが削減されたからです。もうひとつはカイザーパーマネンテのように力の強い所が牽引者となったからです。それ以前はビジネスがよくなかった。関係がうまくできないと病院はビジネスに失敗します。カイザーは非常に効率的で彼らのヘルスプランの保険料は伝統的な保険よりも10％低い。カリフォルニアをはじめとする西海岸でカイザーは大成功し、他の医療事業体がまねをしたが成功していません。

■医師の地域偏在問題に対する各国の取り組み

松山 日本では医師の地域偏在と診療科別ミスマッチが大きい。オ

ーストラリアでは医師の偏在を解決する政策がとられているのでしょうか。オーストラリアは、日本より国土が広く過疎地もたくさんあるわけですけれども、どのような工夫がなされているでしょうか。

ブライスウェイト　非常に興味深い質問です。というのもオーストラリアでは医療提供が均等になっていないからです。規模が大きく機能がたくさんある病院もあれば、過疎地の病院には機能がほとんどない状況です。そこで、我々の医学部でも過疎地出身の学生をとることに力を入れています。過疎地出身の医学生は、いずれ地元に戻り一般医や家庭医になるケースが見られます。政府は、医学生の数や過疎地への医師配置について政策策定時に考えています。また、医師や看護師に対して柔軟にいろいろな所に行ってもらえるようにしています。都市部、過疎地の両方で経験を積んでもらう政策をとっています。

松山　オーストラリアでは全体の医師配置を決めるのは州政府が行っているのでしょうか、それとも医療公営企業が行っているのでしょうか。

ブライスウェイト　一般的には、連邦政府と州政府が医療人材をコントロールしています。人材配分については医療公営企業、エリア・ヘルスサービスといった地域が行っているのではありません。

松山　医療施設の配置、設備投資について地域住民がどのようにかかわっているのでしょうか。日本では、地域住民は大きな病院を建ててもらうことを希望しがちです。地方議会も病院建設を政治問題化します。センタラの場合、100以上のサテライト施設がありますが、その配置をどのようにして決めているのでしょうか。地域住民の意見をどのように反映するのか、それともセンタラが決めることができるのでしょうか。これに関して法規制があるのでしょうか。

カーン　米国では、いろいろな方法で地域住民の意見を聞いています。例えば、500万ドル以上の大きな設備投資、それからハイテク

医療機器の投資については州の規制があります。その規制内容は州ごとに少しずつ違いがあります。サティフィケイト・オブ・パブリック・ニード（Certificate of Public Need）という規制があります。廃止した州もありますが、1970年代にできた医療法というものがあって、医療投資については地域住民の声を聞きなさいという条文がある。最終的には州政府が計画内容を見て許可を出します。病床数を増やしてよいのか、病棟を建ててもよいのか、先進的な医療機器を買ってもよいのか、は州政府が決めます。医療事業体の理事会には地域住民代表やマスコミが入っています。

松山 オーストラリアでは施設配置を決めるのは誰ですか、州政府ですか。

ブライスウェイト 公的資金を使って建設する場合は州政府です。しかし、民間の場合は、市場分析を使って立地はどこがよいのか、株主資本利益率がどのくらいか、を見て自分たちで決めています。

■日本で医療分野だけが改革できない理由

松山 会場から質問をお願いします。

(会場) 本日は大変勉強になりました。ということは日本の現状に絶望したとも言えます。日本においても医療機関が地域で垂直統合して協力し合うことが必要ということには賛成です。しかし、日本の悲劇は、医療機関があまりにも多くの異なった経営母体によって運営されており、しかもそのうち多くが公立であるということです。先日甲府に行ってきましたが、甲府盆地の中に国立病院、社会保険病院、県立病院、市立病院があり、民間病院がある。これらが全く協力できない状況にある。県立病院と市立病院であれば協力し合えるのかと思っていたらこれが最も協力できないという状況だ。佐久総合病院でも公的病院でありながら市立病院との調整が難しい

ということに直面していると思われる。まして恵寿の場合は民間病院なので公立病院との協力関係は難しい。カーン氏の説明にあったように米国の場合は経済的なインセンティブが原動力になった。日本の場合は、経済的なインセンティブで統合が起こるということはありえない。したがって、このような話は絵に描いた餅になってしまうのではないか。この問題をどのように考えるのかを質問したい。それから、神野先生が「県にリーダーシップをとらせる」ということを言われましたが、これも反対です。地域医療再生基金もそうですが、官にお金をもたせると官のためにお金を使う方向に動いてしまうからです。その意味で神野先生にもっと頑張ってもらいたい。

松山 ご指摘には100％賛成です。しかし、2005年に出版した本『医療改革と統合ヘルスケアネットワーク』に書いたように、日本にも経済的インセンティブのメカニズムが働く時代がきつつあります。なぜなら、日本の財政はギリシアより遥かに大きなリスクを抱えていますから、近い将来公立病院に流れている公費を止めることができるからです。ですから、日本は別の理由から垂直統合せざるを得なくなる。後は政治の問題だと思います。政治家がそれを正確に理解して動かすことができるかどうか、だと思います。プレゼンでも申し上げたように、社会保険病院を残すか残さないかという議論はおかしい。そこにある医療資源をどのように最有効活用するかという視点で議論すればいろいろなことが見えてくる。それを国が財政危機で本当に壊れてしまうまで待っているのでは大変なことになると思っているしだいです。

神野 首長さんたちを説得して町立病院、市立病院や県立病院を統廃合できるのは残念ながら県しかないと考えています。そして、例えば県がリーダーシップを発揮して統廃合してできた病院に民間からの指定管理者を県が選ぶという形がありうるのではないかと考えています。ただしご指摘のとおり、公に任せていると民間病院がつ

らい思いをさせられるというのも事実です。

松山 続きまして医療IT投資について追加コメントをお願いしたいと思います。医療IT投資のための費用が年間予算の何％を占めるか、といったデータを教えて下さい。

カーン センタラでは医療ITプロジェクトをeCareと呼んでいます。患者が自分のPCで医療情報にアクセスできる仕組みです。患者の主治医や医療スタッフが医療情報を共有できます。このプロジェクトのハード面の投資額は160百万ドルです。これを10年間で投資しています。このシステムがどのくらい継続できるかを考え、オーナーシップと保守期間、ソフトのアップグレード、スタッフ研修、10年間を通じたすべてのコスト合計、訓練費用等も含めた投資額は280百万ドルです。このような投資を決定したのは、それを上回る経済的ベネフィットがあると判断したからです。とにかく医療システム全体を劇的に変革することを考えたわけです。従来の仕事のやり方では無駄がたくさんあることが指摘されていました。例えば、必要のない検査が行われていました。これをなくすことを目指しています。診療報酬のことも考えました。我々の経済的ベネフィットは、設備投資や経常経費に対して30％と計算されています。これは非常に大きな利益です。

松山 オーストラリアではどうでしょう。オーストラリアでは連邦政府が医療IT投資でリーダーシップをとっていると聞いています。

ブライスウェイト オーストラリアの医療IT投資では、ヘルスボールトのマイクロソフトやそのライバルであるグーグルとも提携しようと検討しています。患者のカルテを患者が管理する、そして医療事業者にもこの情報を提供できるようなシステムを構築しようとしています。このような電子カルテを導入できれば、かなりのメリットがあります。英国では多額の投資をして同じようなシステム導入を進めています。このように医療IT投資を積極的に進めていくことにはリスクもあります。これに失敗した国の例を勉強しなが

ら、オーストラリアで成功裏に導入すべく努力しているところです。ここで質問をしてもよいですか。日本はこれまで協力しあうことでいろいろなことを実現してきました。日本は医療以外の分野ではうまくできたのに、なぜ医療改革では協力ができないのですか。私の意見としては、すべてのステークホルダーを集めて日本の医療改革に持っていけば、医療改革は簡単だと思います。

松山 会場からコメントがあるようなのでお願いします。

(会場) 柔軟性をもって変革を行うことができれば、日本にはこれまでの歴史がありますので、できると思います。しかし、変革するということは、以前の制度であった恩恵をすてなくてはならない。そのため利害関係者の多くは、現状の制度のままでやっていきたいと考える。新しい制度に柔軟に対応しようとしないわけです。したがって、なんらかの段階を踏まないと結果はでない。柔軟性をもったところが前の制度だとまけてしまう。医療のみでなく他の制度でも同じことが言えるのですが、変化が必要なのにそれが上手くいっていないのが、我々の問題です。

松山 日本の産業の中で医療ほど改革が遅れている分野はないと思います。それは医療技術の問題ではなく医療のマネジメントに原因があります。そこを改革するしかない。そのためには経済的プレッシャーを何らかの形でかける必要がある。わが国の医療提供体制の最大の問題は、税金で多額の補助を受けている国・公立病院のマネジメントがおかしいということに尽きる。

(会場) 日本には国立病院機構、日赤、済生会、社会保険病院といった公立病院があるが、いずれも北海道から九州までの水平統合である。それ以外に病床数で全体の6割、7割を占める民間病院があるわけです。そこで、どのようにすれば各地域でいろいろな機能を持った医療機関により継ぎ目のない医療を提供するようになるかが問題なのです。一方、財政危機により県立病院や市町村立病院が存続不能になることは目に見えている。そこで、第一段階として社会

保険病院と厚生年金病院を残して地域医療推進機構という独立行政法人にすることを提案したい。そして、存続が難しくなった市町村立病院に出資し、非公務員化して社会保険病院と一体として経営、拠点化、集約化を行うことが、医療提供体制の効率化を図っていく上で現実的方法ではないか。前国会では社会保険病院の存続法案が廃案になったが、次国会では独法設立の法案を成立させて、地域の自治体病院も含めた再生化を図っていくことが考えられる。これに国立病院機構や済生会も含めて経営統合するというのは合意形成が難しいように思われる。しかし、そこまで考えるのであれば、水平統合であっても地域で持株会社機能を持った組織を作って、地域ごとに経営ができるような仕組みを構築すべきではないか。要するに、地域ごとに医療経営を考える仕組みを創ることが先決だと思う。

松山 私も地域単位でそのような仕組みを創るべきと考えます。

■癌医療ネットワークには連携パスを行える医療機関の存在が不可欠

松山 次に、視点を変えて、本日カーン氏から話のあった癌医療ネットワークについて意見交換したいと思います。例えば、長野厚生連で高度医療センターを創られますけれども、今の時点で癌医療がどのようになっていて、将来どのようになるのか、お話をお願いします。

西澤 日本には癌診療拠点病院という制度があります。先ほど説明した佐久病院の東信地域、これは神奈川県と同じ面積の地域ですが、ここには癌診療拠点病院は当院しかない。そこで、主な癌である、肺癌、肝臓癌、乳癌、血液癌の専門医は当院にしかいないので、そういった疾患は全部当院にきます。大腸癌、胃癌というのは他の病院でも行っています。そういった中で患者が当院に集まって

くるので、ネットワークというものが形成されていない。逆にいうと地域の病院がさらに機能低下するという悪循環に陥っている。癌医療において地域の医療機関とどのようにつながっていくかは大きな課題です。今、連携パスといった考え方が出てきているけれども、現実にはつながる相手の医療機関がないという問題があります。当院に集まりすぎて苦しくなっているのが現状です。

松山 神野先生、石川県はどのようになっているのでしょうか。

神野 石川県は縦に長い県でして、上から下まで300km近くあります。それが4つの医療圏に分かれていて、真ん中の金沢のある石川中央医療圏に癌診療拠点病院が4つある。全部かたまってある。その上下の医療圏には拠点病院がないわけです。しかも、能登地域は金沢から100km以上の距離があり、一番遠い所は200km離れている。そこから癌拠点病院にどのようにして行くのか、どのようにフォローしてもらえるのか、という問題があります。カーン氏のプレゼンの中でeICUというのがありました。これは各病院のICUを1カ所で遠隔モニターする仕組みです。癌専門医をいろいろな所に派遣することが難しいのであれば、どこか中央のモニターセンターで癌診療とか化学療法を管理する仕組みがあってもよいのではと思います。石川県は行政が頑張っているのだけれども末端は動いていないという現状です。

松山 オーストラリアの癌医療ネットワークはどのようになっているのでしょうか。ビクトリア州のオースティンヘルスという医療公営企業ではオリビア・ニュートン・ジョンが癌センター建設のための募金活動を行っているようです。また、医療公営企業が大学と共同研究を行うことも盛んな様子です。その辺の事情をご説明下さい。

ブライスウェイト オーストラリアでは癌ケアの統合を真剣に取り組むべきと考えています。癌は心理的、社会的問題でもあります。患者のメンタルヘルス、家族、友人にとっても重要な問題です。そこでオーストラリアではよりホリスティック（全身治療）な形で対

応している。癌と診断されたら一般医もしくは家庭医に診てもらう。放射線科医、化学療法専門医にも診てもらうし、加えてカウンセリング、メンタルヘルスも受けてもらう。また、NPOが癌患者にいろいろなサポートを提供しています。このサポートの仕組みも大きくなってきています。つまり、医学的治療だけではないということです。

松山 会場からコメントをお願いします。

(会場) 癌地域医療ネットワークを推進しているNPOの者です。現在複数の医療機関の共同で放射線による癌治療センターを建設しようとしています。米国とオーストラリアの現状を知ることができました。日本に置き換えてみると、日本ではなかなかできない。まだ時期的にできないのと、制度的にできないということがあります。しかし、そういう中でも形を作っていくことがまず必要なのではないか。まず形を作り、それを後追いでもよいから制度的にサポートしてもらえればよい。日本流の地域ネットワークができればよいと考えています。

■ 継続学習に力を入れ、長期的視野で取り組むことが人材育成のカギ

松山 本日のテーマが経済成長ですので、次に医療専門人材の育成について議論させていただきたいと思います。会場に日本の医療経営人材の育成に取り組んでいる大学の方がおられますので、現状と課題についてコメントをいただきたいと存じます。

(会場) やはり一挙に地域の経営統合するのは難しい。しかし、その前段として地域で協力して行うことのできる事業があるのではないか。その一つとして人材育成があるように思う。地域で研修を一緒に行う。また、医療情報の共有もある。地域連携加算がある。また、地域における共同購入も考えられる。今後、地域の保険者の統

合が始まります。そこに大きな地域統合のきっかけがあるように思います。

松山 センタラは医療人材育成のカレッジを持っていると思いますが、全体がどのようになっているのか教えて下さい。

カーン センタラは、看護師や医療関連人材育成のカレッジを持っています。センタラ内部で人材育成を図ることが効率的と考えています。他の大学、教育機関からも人材の提供を受けていますが、外部からの人材提供はあまり多くないので、センタラ内部で育てることに努めています。我々は継続学習に力を入れています。長期的視野で取り組んでいます。医療経営はダイナミックスに富んでいるので、人材育成にも長期的視野で取り組む必要があります。

松山 センタラには約2万人の職員がおられますけれども、そのほとんどが地元の方々なのでしょうか。

カーン 職員の大部分は地元です。センタラは手広く事業展開していますので、専門スタッフは米国内、バージニア州、ノースカロライナ州に散らばっているのですけれども、サービスをどこに提供しているかにより職員の配置が違ってきます。

松山 医師、看護師以外のスタッフの確保・育成に関して長野厚生連における現状と課題をお願いします。

西澤 それがないのが最大の課題です。医療経営人材の育成というのはほとんどできていないのが現状です。

松山 神野先生、今の問題についてコメントをお願いします。

神野 以前に経済産業省がテキストを作った中でいくつか生き残ったものがあります。また、病院団体の方で医療経営人材育成プログラムを作っている。これらを活用することぐらいしかできていない。職員を大きな病院に派遣して勉強をしてもらうことぐらいしかないのが現状です。

松山 先ほどの説明によれば、オーストラリアでは連邦政府が医療の人員計画を作っている。例えば、医師の卒業者数を5年間で40%

以上増やすという政策を掲げ、それをすでに実現したと聞いています。

ブライスウェイト そのとおりです。オーストラリアでは医師・看護師の訓練、その他医療スタッフの訓練、経営人材の訓練が行われています。この政策は連邦政府が作っています。大学が訓練を行う。医学部の教授、看護学の教授がニューサウスウェールズ大学にいてトレーニングを行っています。医師、看護師等のために大学院もあります。その卒業生の数をどのようにするかについては連邦政府が権限を持っており、補助金も出しています。

松山 では会場から質問をとりましょう。

(会場) ブライスウェイトさんにお尋ねします。先ほどの医師偏在、診療科別偏在の質問をさらに拡大したことですが、日本では医師になりどこで働くのか、何科の医師になるのかは100％医師個人の自由です。もし医療が税金や保険料で運営される社会的性格を帯びたものであるならば、今のような仕組みでよいのか、という問いかけが起きてくる。先ほどオーストラリアの状況について説明いただきましたが、オーストラリアでは働く場所と診療科目について100％医師の選択に任されているのでしょうか、それとも行政がある程度強制力をもって決めているのでしょうか、それとも専門医の集まりである学会が自主的に規制を行っているのでしょうか。

ブライスウェイト 複雑な質問ですね。政府は医師の行き先について影響力を行使しようとはしています。しかし、政府に強制力はなく、医学生自身が決めることです。一方、大学として入学生の一部は過疎地からとりましょう、例えば、先住民であるアボリジニ人を何％いれましょう、ということをしています。このようにして医師になった者の中には過疎地赴任を選ぶ人が現れてくる。また研修医の時に過疎地勤務を受け入れた者には何らかのインセンティブを与えることもしています。このような経験をした医師は広い視野を持つようになります。そして後々、またあの過疎地に行こうと考える

医師も現れます。医学、薬学の研修の場所を大学側が決めることもあります。その場合には、学生たちはいろいろな場所に散ることとなり、過疎地への赴任を命じる形になる。大都市圏の病院が過疎地の病院とパートナーシップを結ぶということも行われています。また、オーストラリアは国土が広いので、遠隔医療が非常に重要になっています。遠隔で過疎地に情報を送り治療を行う。医療や看護に関する情報をいろいろな形で過疎地に送る努力を進めています。

松山 今の点についてアメリカの事情を教えて下さい。

カーン 米国には規制はありません。米国にも過疎地や医師不足の地域があります。そういう所から来た学生には授業料を免除するといった仕組みがあります。そのかわりにその過疎地で働いて下さい、ということを行う。あとは学会などが育成する医師数などを決めることを行っている。連邦政府がどこで何人の研修医を育てるかを決めている。連邦政府が研修医の配分を決めているものの、だからと言って、そこに絶対赴任しなければならないということはありません。

松山 会場からその他の質問がありますか。

(会場) 本日のタイトルに経済成長という言葉がありますが、日本の経済は弱く雇用という問題があります。一方、医療の方では医師が休む間もなく働いている。医師が多忙な原因の一つに医師の事務作業負担がある。2008年から医師の事務作業負担を軽減するためアウトソースすることに加算がつくようになりました。しかし、事務作業補助者の診療報酬点数が低すぎて給与が低く生活ができない状況にあります。そこで、米国やオーストラリアにおける医師セクレタリー、メディカルセクレタリーの給与水準を教えて下さい。

カーン メディカルセクレタリーの給与水準は看護師の半分くらいです。年収ベースで約2万5,000ドルから3万ドルですので、給与は高いとは言えません。電子カルテを扱ったり、音声変換装置を取り扱ったり、医師が行ったことを書きとったり、このようなことを

行うことで医師の事務負担を減らしています。それによって、医師は効率性のよい仕事ができるようになっています。

ブライスウェイト　オーストラリアのメディカルセクレタリーの給与水準は看護師の約7割です。今後、電子カルテが普及し、スタッフが直接それらを使うようになれば、今いる人たちは必要なくなるでしょう。

■日本版IHNの創設にはまず公立病院の改革が必要

松山　会場からコメントをお願いします。

(会場) コメントを求められたのですが、私もブライスウェイトさんに質問することでよろしいでしょうか。松山先生が日本の医療提供体制の問題は公立病院にあるとされている一方で、病院数では民間病院が圧倒的に多い。すべて公立病院に問題があるというのは極論ではないでしょうか。一方、オーストラリアは人口が日本の5分の1くらいなのに、人口あたり病院数は多いように思える。たぶん、国土が広いので小さな病院が多いのではと想像しています。日本とオーストラリアは病院のあり方が似ているのではないかと感じたしだいです。

ブライスウェイト　そのとおりです。大型病院もあります。米国やヨーロッパの病院と同じくらいの病院です。しかし、遠隔地には非常に小さな病院があります。

松山　その点については、昨年医療経済研究機構の月報に論文を書きました。例えば、オーストラリアにはリハビリに特化している公立病院もあります。わが国でなぜ公立病院の改革が重要なのかという理由ですが、民間病院は所詮オーナー経営であり、持分有りの営利目的病院に対して強制はできません。彼らの財産権を侵害することになるからです。したがって、社会医療法人のように持分を放棄

し公益性を明確に掲げたところは別扱いですが、これらの民間病院については目をつぶらざるを得ない。そして、健全経営のセーフティネット医療事業体を構築するために公立病院にもっとお金をつぎ込むべきだと考えています。しかし、今の体制のまま資金をつぎ込むのは無駄が多い。だから、日本版IHNの体制を作れる所から支援することを行うべきと申し上げたわけです。話題になった地域医療再生基金に私は検討の当初から関係していましたが、当初案と全く違うものになってしまった。もともとは頑張る地域に税金投入して地域医療ネットワークのモデルを創る発想だったものが、途中で選挙がからんできて別物になってしまった。だから、きちんとした体制で行うべきと考えます。

(敬称略)

参考文献

〈日本関連〉

厚生労働省『平成21年版厚生労働白書』

厚生労働省「平成20年度国民健康保険(市町村)の財政状況等について」

厚生労働省「資格証明書世帯に属する中学生以下の子どもに対する短期被保険者証の交付状況及び資格証明書世帯に属する高校生等の人数に関する調査(平成21年9月時点)の結果について」

厚生労働省「平成19年度国民健康保険医療費マップ」

経済産業省「産業構造ビジョン2010」

内閣府「新成長戦略」2010年

総務省「公立病院に関する財政措置のあり方等検討会報告書」2008年

文部科学省「国立大学法人等の平成20事業年度財務諸表の概要」

独立行政法人国立病院機構「平成20年度(第5期事業年度)財務諸表等」

独立行政法人労働者健康福祉機構「平成20年度貸借対照表・損益計算書」

健康保険組合連合会「平成22年度健保組合予算早期集計結果の概要」2010年

国民健康保険中央会・都道府県国民健康保険団体連合会「国民健康保険の実態平成20年度版」2009年

全国社会保険協会連合会「平成20年度社会保険病院(健康管理センター)特別会計事業報告及び決算書」

編集委員代表西村周三、企画制作ヘルスケア総合政策研究所『医療経営白書2009年度版』日本医療企画、2009年

岩手県「平成21年度岩手県立病院等事業会計決算概要について」

岩手県「『岩手県立病院等の新しい経営計画』の策定について」2009年

医師臨床研修マッチング協議会「平成21年度研修プログラム別マッチ結果」2009年

伊藤達也『総理官邸の真実:小沢民主党との闘い』PHP、2010年

吉野孝、前嶋和弘編著『オバマ政権はアメリカをどのように変えたか』東信堂、2010年

貝塚啓明・財務省財務総合政策研究所編著『医療制度改革の研究』中央経済社、2010年

武弘道『病院経営は人なり』財界研究所、2009年

石弘光『消費税の政治経済学』日本経済新聞社、2009年

真野俊樹『グローバル化する医療』岩波書店、2009年

松田学『競争も平等も超えて』財経詳報社、2008年

〈米国関連〉

US Department of Health & Human Services, 2010, *National Health Expenditure Projections 2009-2019*

U.S. Bureau of Labor Statistics, 2010, *Occupational Outlook Handbook, 2010-11 Edition*

Congressional Budget Office, U.S. Congress, 2010, *An estimate of the direct spending and revenue effects of an amendment in the nature of a substitute to H.R. 4872, the Reconciliation Act of 2010*

Congressional Budget Office, U.S. Congress, 2010, *The Long-Term Budget Outlook*

Centers for Medicare & Medicaid Services, 2010, *Sponsors of Health Care Costs:*

Business, Households, and Governments, 1987-2008
Bureau of Labor Statistics, *Employer Costs For Employee Compensation–March 2010*
Michael E. Porter and Elizabeth Olmsted Teisberg, 2006, *Redefining Healthcare*, Harvard Business School Press
Elinor Ostrom, 2005, *UNDERSTANDING INSTITUIONAL DIVERSITY*, Princeton University Press
Oliver E. Williamson, 1996, *THE MECHANISMS OF Governance*, Oxford University Press
Sentara Healthcare, *SENTARA HEALTHCARE AND SUBSIDIARIES, Consolidated Financial Statements and Supplemental Schedules December 31, 2009 and 2008*
Sentara Healthcare, *Sentara Cancer Network 2007 ANNUAL OUTCOMES REPORT*
Virginia Department of Health, *Sate Board of Health 12 VAC 5-220, Virginia Medical Care facilities Certificate of Public Need Rules and Regulations*
Virginia Department of Health, *Sate Board of Health 12 VAC 5-230, Virginia Medical Care facilities Certificate of Public Need State Medical Facilities Plan*
The New York City Health and Hospitals Corporation, *Financial Statement 2009-2007*
Dallas County Hospital District, *Financial Statements as of and for the Years Ended September 30, 2009 and 2008*
SARASOTA COUNTY PUBLIC HOSPITAL DISTRICT, *Financial Statements and Supplemental Information September 30, 2009 and 2008*
UPMC, *Audited Consolidated Financial Statements Year Ended June 30, 2009 and 2008*
Partners HealthCare, *Partners HealthCare Systems, Inc. and Affiliates Consolidated Financial Statements September 30, 2009 and 2008*
Cleveland Clinic, *2010, INTERIM UNAUDITED CONSOLIDATED FINANCIAL STATEMENTS AND OTHER INFORMATION For TH PERIOD ENDED DECEMBER 31, 2009*
The University of Texas MD Anderson Cancer Center, *Quick Facts 2010*
American Hospital Association, AHA Hospital Statistics 2008
Deloitte, 2008, *Medical tourism: Update and implications*

〈英国関連〉

武内和久、竹之下泰志『公平・無料・国営を貫く英国の医療改革』集英社、2009年
小島愛『医療システムとコーポレート・ガバナンス』文眞堂、2008年
森臨太郎『イギリスの医療は問いかける』2008年
The Secretary of State for Health, 2009, *Shaping the Future of Care Together*
Department of Health, *2009-10 AND 2010-11 PCT REVENUE ALLOCATIONS*
Department of Health, 2009, Transforming Community Services
Department of Health, 2008, *Guidance on the Standard NHS Contract for Acute*

Hospital Services

Department of Health, 2008, *The operating framework for the NHS in England 2009/10*

Department of Health, 2006, *Integrated Governance Handbook*

Department of Health, 2006, *Our health, our care, our say: a new direction for community services*

Monitor, 2010, *NHS foundation trusts Review of nine months to 31 December 2009*

NHS, 2008, *Framework for Managing Choice, Cooperation and Competition*

NHS, 2007, *Principles and rules for Cooperation and Competition*

Peter Davies, 2009, *The NHS handbook 2009/10*, The NHS CONFEDERATION

Peter Davies, 2008, *The NHS handbook 2008/09*, The NHS CONFEDERATION

Office for national Statistics, 2009, *Expenditure on Healthcare in the UK*

Office for national Statistics, 2008, *Expenditure on Health Care in the UK*

NHS Cambridgeshire, *Annual Report & Accounts 2008/200*9

Cambridge University Hospitals NHS Foundation Trust, 2010, *21st century patient care at Cambridge University Hospitals*

Cambridge University Hospitals NHS Foundation Trust, 2008, *A profile of Cambridge University Hospitals*

National Audit Office, 2008, *Financial Management in the NHS: Report on the NHS Summarised Accounts 2007-08*

King's Fund, 2009, *SHAPING PCT PROVIDER SERVICES*

King's Fund, 2009, *How cold will it be? Prospects for NHS funding: 2011-17*

King's Fund, 2008, *GOVERNING THE NHS*

King's Fund, 2008, *SHOULD PRIMARY CARE TRUSTS BE MADE MORE LOCALLY ACCOUNTABLE?*

King's Fund, 2008, *Visions for care in strategic health authorities*

Chris Ham and Peter Hunt, 2008, *MEMBERSHIP GOVERNANCE IN NHS FOUNDATION TRUSTS: A REVIEW FOR THE DEPARTMENT OF HEALTH*

〈カナダ関連〉

Canada, Ministry of Health, 2009, *Canada Health Act – Annual Report 2008-2009*

Canadian Institute for Health Information, 2009, *National Health Expenditure Trends 1975 to 2009*

Canadian Institute for Health Information, 2008, *Health Care in Canada*

Canadian Institute for Health Information, 2005, *Hospital Tends in Canada*

Ontario, Ministry of Health and Long-Term Care, 2009, *Results-based Plan Briefing Book 2009-2010*

Ontario, *Health System Improvement Act, 2007, S.O. 2007, c. 10-Bill 171*

The Ontario Hospital Association, The Ontario Association of Community Care Access Centers and The Ontario Long Term Care Association, 2009, *PROTECTING ACCESS AND QUALITY OUR HEALTH CARE SYSTEM*

The Ontario Hospital Association, 2004, *Advancing Accountability Through Hospital Funding Reform*

Toronto Central LHIN, 2009, *Delivering High-Value Local Health Care Through Collaborative Action*
Toronto Central LHIN, 2005, Integration Priority Report
Government of Quebec, 2008, *The Quebec Health and Social Services System*
British Columbia, Ministry of Health Services, *Budget 2009*
British Columbia, Ministry of Health Services, 2008, *2007/08 Annual Services Plan Report*
Fraser Health Authority, 2010, *Annual Population Health Report PARTNERSHIPS TO HEALTH*
Fraser Health Authority, *Financial Statement of Year Ended March 31, 2008*
Vancouver Coastal Health *Authority, Financial Statement of Year Ended March 31, 2008*
Vancouver Coastal Health, 2005, *Strategic Priorities*
Vancouver Island Health Authority, *Consolidated Financial Statement of Year Ended March 31, 2008*
Northern Health Authority, *Financial Statement of Year Ended March 31, 2008*
Interior Health Authority, *Financial Statement of Year Ended March 31, 2008*
Provincial Health Services Authority, *Consolidated Financial Statement of Year Ended March 31, 2008*
Maureen A. Quigley and Graham W.S. Scott, Q.C., 2004, *Hospital Governance and Accountability in Ontario*

〈オーストラリア関連〉

Jeffrey Braithwaite, Paula Hyde and Catherine Pope, 2010, *Culture and Climate in Health Care Organizations, Palgrave Macmillan*
Jeffrey Braithwaite and Donald J. Philippon, 2008, *Health System Organization and Governance in Canada and Australia: A Comparison of Historical Developments, Recent Policy Changes and Future Implications*
Australian Government, 2010, *A NATIONAL HEALTH AND HOSPITALS NETWORK FOR AUSTRALIA' S FUTURE*
Australian Government, 2010, *A NATIONAL HEALTH AND HOSPITALS NETWORK: FURTHER INVESTMENTS IN AUSTRALIA' S HEALTH*
Australian Government, 2009, *The state of our public hospitals June 2009 report*
Australian Government, National Health and Hospitals Reform Commission, 2009, *A HEALTHIER FUTURE FOR ALL AUSTRALIANS FINAL REPORT JUNE 2009*
Australian Government, National Health and Hospitals Reform Commission, 2008, *BEYOND THE BLAME GAME*
Australian Institute of Health and Welfare, 2009, *Health expenditure Australia 2007-08*
Australian Institute of Health and Welfare, 2009, *Australian hospital statistics 2007-08*
Australian Institute of Health and Welfare, 2008, Australia's health 2008
NSW Department of Health, 2009, *Annual Report 2008-09 NSW HEALTH*

NSW Department of Health, 2005, *Corporate governance and accountability compendium*
Victoria, The Department of Human Services, *Financial report for the year ended 30 June 2009*
Austin Health, *Annual Report 2008-09*
Melbourne Health, *Annual Report 2008/09*
Southern Health, *Annual Report 2008-09*

〈その他〉
国民健康保険中央会「ドイツ医療保険制度調査団(最終版)報告書」2010年
医療経済研究機構「ドイツ医療関連データ集【2009年版】」
医療経済研究機構「フランス医療関連データ集【2009年版】」
井伊雅子編『アジアの医療保障制度』東京大学出版会、2009年
MSI Reports Ltd, 2007, *MSI DATA REPORT, HOSPITALS: EUROPE*
Deloitte, 2008, *Medical tourism: Update and implications*

【著者略歴】

松山　幸弘（まつやま　ゆきひろ）

一般財団法人キヤノングローバル戦略研究所主席研究員
経済学博士
オーストラリア・ニューサウスウェールズ大学医学部臨床ガバナンス研究センター客員研究員
文京学院大学大学院経営学研究科客員教授
千葉商科大学大学院政策研究科客員教授
1975年3月東京大学経済学部経営学科卒業
1975年4月〜1999年3月保険会社勤務。この間、九州大学経済学部客員助教授（1988年〜1989年）、日本銀行金融研究所客員エコノミスト（1991年）、厚生省（当時）HIV疫学研究班員（1993年〜1994年）等を歴任。
1999年4月〜2005年6月富士通総研・経済研究所・主席研究員
その後民間医療法人専務理事、国保旭中央病院顧問等を経て2009年4月より現職
主な著書：『米国の医療経済』（1990年）、『エイズ戦争：日本への警告』（1992年）、『新エイズ戦争：日本防衛のためのリスクマネジメント指針』（1994年）、『アメリカの医療改革』（1994年）、『人口半減：日本経済の活路』（2002年）、『医療改革と統合ヘルスケアネットワーク』（2005年）いずれも東洋経済新報社刊

医療改革と経済成長
改革論争の常識は誤り！　"日本版医療ニューディール計画"成功への提言

2010年11月10日　初版第1刷発行

著　者　松山　幸弘
発行者　林　諄
発行所　株式会社日本医療企画
　　　　〒101-0033　東京都千代田区神田岩本町4-14　神田平成ビル
　　　　TEL. 03-3256-2861（代表）
印刷所　図書印刷株式会社

ⓒYukihiro Matsuyama 2010, Printed in Japan
ISBN978-4-89041-958-6　C3033　　　　　　　定価はカバーに表示しています。